新型コロナ騒動の正しい終わらせ方

方丈社

井上正康
大阪市立大学名誉教授（分子病態学）
現代適塾 塾長

松田 学
松田政策研究所代表　未来社会プロデューサー
元衆議院議員

第3章

「ウィズコロナ」時代の到来

井上正康×松田学

第4章

ワクチンと免疫力

井上正康

第5章 コロナワクチンの実像 井上正康×松田学

第6章 真実か、デマか――ワクチン論争をめぐって 井上正康×松田学

特別
番外編

新型コロナ最新Q&A

井上正康

はじめに

新型コロナがパンデミックとなり2年近く経過するが、未だに世界は深刻な人災被害の最中にある。約3万個の塩基からなる新型コロナの一本鎖RNAは2週間に一度の割合で世界中で変異しながら万を超える変異株を誕生させてきた。ウイルスの変異はランダムに起こり、大半は欠陥品として消えていくが、偶然に感染力が増強した変異株は旧株を上書きしながらホストと共存していく。

事実、130年前のロシア風邪は2019年冬まで旧型コロナとして、100年前のスペイン風邪もインフルエンザとして人類と共存してきた。武漢で誕生した新型弱毒コロナ株は、スパイクタンパクのアミノ酸の陽荷電が増加して受容体との結合力が高まり、感染力が6倍以上も増加してインフルエンザ以上の感染力を獲得し、上海で誕生した変異株（D614G）が欧米へ拡散して多くの被害を出した。武漢誕生の弱毒コロナは2019年暮れから翌年2月にかけて多数の中国人旅行客と共に日本に入国し、雪祭りの北海道から常夏の沖縄まで広く拡散されて大半の日本人が無症候感染していた。

事実、この時期に軽い感冒症状を呈していた日本人は少なくない。新型コロナの遺伝子は旧型コロナと約50%類似しており、スパイクの一部（N末端部位）に対する抗体は相互に交差反応を示す。日本人は毎年冬に旧型コロナで風邪をひきながら彼らへの交差免疫記憶を獲得していたが、弱毒武漢株への濃厚暴露で集団免疫力がさらに強化された。その直後の2020年3月に新型変異株D614Gが成田からのチャーター便で帰国日本人とともに入国し、第1波として約1000人の死者を出してコロナ騒動が始まった。

しかし、6月には新型コロナが〝体外でも感染力を2週間以上維持できる冬型の風邪ウイルスであること〟が論文報告された。事実、第1波は緊急事態宣言などとは無関係に桜の季節とともに自然収束していた。大変残念なことに、メディアと自称専門家に煽られた政府が緊急事態宣言を延長して泥沼への道を歩み出した。その後、新型コロナは感染力を増加させながら、英国(α)株、南アフリカ(β)株、ブラジル(γ)株、インド(δ)株などに変異しながら2021年夏に第5波を形成した。

昔から夏でもお腹を冷やすと〝夏風邪〟に罹っていたが、その大半は3日寝てたら治っていた。しかし、感染力が増強したδ株はわずか数カ月でα株を上書きして、多くの〝発症者〟を出しながら急速に収束した。δ株の感染の様相は、毎年2月をピークに約

1000万人が発症すると同時に、国民の大半が無症候性感染して集団免疫で収束するインフルエンザと酷似している。感染力が激増したδ株は、急速に感染拡大して短期間で集団免疫を確立させてすみやかに収束したのである。

今回のパンデミックは、ウイルスと人類の経時的共生関係がPCR検査で初めて可視化された感染症であった。ウイルスが変異して感染力が増強すると旧株が上書きされるため、〝PCR陽性波〟は波を繰り返すたびに高くなる。しかし、重症化率や死亡率は逆に低下していくのが感染免疫学の基本であり、この狭間にSARSやMERSのような強毒株がときどき現れるが、その強毒性ゆえにホストとともに消えていく。

ウイルス感染症では免疫系が防御の主役を担うが、この免疫力はいいことばかりではない。変異しやすいRNAウイルスでは特定の抗体との組み合わせで抗体依存性感染増強（ADE）が起こり、制御不能なサイトカインストームで重症化することが知られている。SARSの際にADEの危険性が判明し、変異しやすいコロナウイルスに対するワクチンの開発が凍結された。コロナウイルスに対するワクチンがADEを誘起する危険性は獣医学者の間では周知の事実であった。エイズ、SARS、MERS、エボラ、C型肝炎、デング熱などに対する安全なワクチンが未だにないのはADEのためなのである。

ワクチン先進国のシンガポールやイスラエルなどで簡単にブレイクスルー感染が起こり、今回の遺伝子ワクチンに感染予防力がないことが証明された。さらに、3回目のブースター接種直後に感染が拡大していることから、世界的にADEが起こり始めている可能性が危惧されている。最近、日本人患者でもADE抗体が発見されたので、ワクチンを接種し続けることによりADEによる重症者や死者が増加する可能性が示唆されている。

新型コロナ病態の本質は〝肺炎〟ではなく〝血栓症〟であることが2020年の早期に判明していた。2021年春には米国ソーク研究所の報告書やCirculation Researchに「ACE2に結合するスパイクタンパク自体が血管内皮細胞を障害して血栓を誘発する毒蛋白であること」が報告された。この研究結果や接種後の副反応被害の様相から「新型コロナのスパイクを体内で産生させる遺伝子ワクチン自体がきわめて危険な毒物であること」に世界が気付き始めた。

今後、ワクチンの反復接種により、全身性の血栓症、脳血管障害、自己免疫疾患、およびADEによる感染爆発などが深刻化する可能性が高い。日本政府や海外の政府上層部もこの事実を知っているが、製薬企業との異常な免責契約や世論に縛られて無責任なポピュリズム的不作為が続いている。このため、国民自身が新型コロナの本質と遺伝子ワクチンの危険性を正しく理解し、同調圧を利用した若い世代や自分達への反復接種を中止させることが急務となっている。

大変残念なことに、多くの専門家や政治家もメディアに煽られて〝一億総コロナ脳病態〟に罹患して科学的に正しい判断ができない状態に陥っている。富岳による呼気飛沫映像が多くの医師や国民に強烈な印象を与え、〝新型コロナが空気感染する〟との誤解で自粛強化やマスクヒステリーを誘発させた。自然免疫系が発達した口腔内は感染防御のフロントラインであり、さまざまな防御因子や〝神風細胞〟と呼ばれる活性化された好中球が常時パトロールしている。ヒトの口内では数百万個もの活性化された好中球が大量の活性酸素を産生しており、毎分数百兆個もの分子を酸化処理することが可能である。お母さんが子どもの傷を舐めてやるのは、無意識的な感染予防行為なのである。

一方、歯周病や虫歯は動脈硬化をはじめとするさまざまな生活習慣病の誘因であり、それに口内病原菌が関与することが古くより知られてきた。歯周病のある患者は新型コロナに約20倍も罹りやすいことが報告されている。これらの事実は、新型コロナが口腔粘膜や歯茎の微細な傷口から血中に入り、ACE2を有する血管組織に感染することを示唆する。

超高感度のPCR検査法は微量の遺伝子断片を検出する優れた方法であるが、今回のコロナ騒動のように使い方を誤ると、さまざまな混乱を誘発する。変異の激しいRNAウイルスではとくにその可能性が高い。そのためにPCR法発明者でノーベル賞受賞者のキャリーマリス博士は「PCRをウイルス感染症の臨床診断に使ってはならない」との遺言を残し、パンデミックの数カ月前に自宅で亡くなった。彼が生きていたら今回のようにPCRが誤用されて世界的混乱を誘発することはなかったと思われる。

事実、PCR検査で35サイクル以上も増幅しなければ陽性にならない場合は、感染力を有するウイルスが検出されない。このためにWHOですら〝PCRは35サイクル以下で用いるように〟と勧告している。唾液のPCR検査で20サイクル以下で陽性になる場合は、口腔内に感染力のあるウイルスが存在することが報告されている。しかし、日本の国立感染研究所のように40～45サイクルの条件では〝感染力もない遺伝子のカケラ〟を検出しているのが大半である。

ACE2受容体が口腔粘膜などよりも20倍も多い消化管の血管系が新型コロナの主な感染部位であり、そこで血管内皮細胞が傷害されると血栓を生じると同時に、ウイルスが便とともに体外へ排出されていく。事実、下水路のPCR検査で上流のクラスターを約2週間早く検知でき、唾液のPCRが陰性になった後も下水では陽性反応が数週間続くことが報告されている。

北京空港では旅客のPCR検査に肛門スワブが採用されており、このことが2020年末に国際的な人権問題になった。新型コロナは非三密空間のトイレや生活用品の表面を介して時差を持って感染する〝糞口感染型ウイルス〟なのである。大半の医師や専門家がこの事実に気がついていないために、すべての感染症対策が失敗し続けてきた。

ソーシャルディスタンス、自粛、人流抑制、レストランや仕事場でのアクリル板、マスクなどはすべて無駄であるが、日本政府や自称専門家が未だに壮大な空振りを扇動している。感染の主要経路を遮断するには、アルコール噴霧器をトイレ内に常備し、使用前後に便座やドアノブなどに噴霧して消毒後に手を洗うことが有効である。

長引くコロナ騒動で、国民の多くが出口の見えない不安な窒息感から脱出する唯一の方法がワクチンであるとマインドコントロールされてきた。新型コロナのワクチンには中国産などの旧型も含めて4種類あるが、主流はスパイクの遺伝子mRNAを脂質ナノ粒子に封入してポリエチレングリコール（ＰＥＧ）でコーティングしたファイザー社やウイルスベクター型ＤＮＡ（アストラゼネカ社製）の遺伝子ワクチンである。

遺伝子ワクチンは、９・11同時多発テロ直後の炭疽菌バイオテロに対して危機感を覚えた米国ペンタゴンが〝どのような病原体にも迅速に対処可能な軍事物資〟として開発を始めたものである。その後の20年間にＳＡＲＳやＭＥＲＳおよび新型インフルエンザなどが流行したが、遺伝子ワクチンの使用が許可されることは一度もなかった。今回はパンデミックのドサクサと恐怖感でさまざまな問題が吟味されることなく、〝仮免許的許可〟でイキナリ見切り発車されてしまった。

従来型の不活化ワクチンや遺伝子組み替え成分ワクチンは主に液性免疫を活性化するタイプであるが、体内で抗原タンパクを発現させる遺伝子ワクチンは液性免疫と細胞性免疫を誘導する作用が強いと宣伝されている。免疫学が専門の大阪大学Ｍ教授は「安全性が不明なので私は当分接種しない」と慎重に発言されていた。その後、「この遺伝子ワクチンは、安全性、感染予防力、重症化抑制力など、ワクチンに必要な〝三本の矢〟がすべて揃った優れモノであり、〝接種しない選択肢はない〟と二重否定して積極的に推進する立場」に変わられた。

しかし、これらの遺伝子ワクチンが実際に使われ始めると、世界中でさまざまな副反応が報告されてきた。シンガポールやイスラエルなどのワクチン先進国では2回接種直後でも簡単に〝ブレイクスルー感染〟することが判明した。しかもファイザー社自体が「当社のワクチンが再感染、重症化、死亡率を抑制する保証はない」と明言し、当初に期待された〝三本の矢〟は簡単に折れてしまった。これらの惨状を目の当たりにした教授は、当初は〝鎧〟のように思ったが、実際には〝レインコート並みの効果しかなかった〟とブログで落胆されておられる。

ワクチンは過去と現在に存在する病原体を排除する医薬であり、分子構造が著しく変化した変異株には無効になる宿命を有する。スパイクタンパクのアミノ酸のアスパラギンがチロシンに変異して感染受容体ACE2に結合しやすくなったN501Y株をアルファ株と総称している。この変異株は2020年9月に英国で発見されたが、3カ月後には英国内全土に蔓延して集団免疫が形成されて収束した。このアルファ株にはスパイクに6カ所もの変異があり、L452R変異を持つものも少なくない。

インドで発見されたデルタ株L452Rはスパイクのロイシンがアルギニンに変異して

感染力がさらに増加した。スパイク変異のN501Yをアルファ型、L452Rをデルタ型としているが、その中には複数箇所の変異で感染力の異なるさまざまな類似株が混在している。事実、L452R変異はカリフォルニア、南アフリカ、ブラジルのガンマ株でも見つかっている。ワクチン2回接種者への感染率は、ガンマ株で2倍、アルファ株で4倍、デルタ株で7倍と高くなっており、接種後に感染者や死亡者が一旦減少したイギリスやアメリカなどでもデルタ株が急増した。2回のワクチン接種後に〝ブレークスルー感染〟が起こったイスラエルやシンガポールでは、3回目のブースター接種後に感染が爆発的に広がっている。

日本では2021年8月までにmRNAワクチンが約8780万回接種され、接種後早期に919人が亡くなり、10月1日には死者総数が1233名と激増した（厚労省副反応検討部会）。その大半は「情報不足でワクチンとの因果関係を評価不能」とされている。しかし、その死因の大半はくも膜下出血、脳出血、心筋梗塞、心筋炎などであり、血栓症や血管障害が主体である。まともな死因調査や病理解剖が実施されていないために、大半が〝因果関係不明〟として処理される運命にある。

今回の遺伝子ワクチンは、新型コロナに対する恐怖心から短期～中長期的なリスクを検討せずに接種が開始され、世界中で大規模な人体実験が進行している。新型コロナのリスクが高い高齢者に接種するのはやむを得ないかもしれないが、そのリスクが皆無の子どもやきわめて少ない生殖世代にまで同調圧を利用して半強制的に接種させていることは、医療倫理に反する狂気の沙汰である。

今夏に急速に感染拡大したデルタ株は集団免疫の確立によりすみやかに収束したが、今後も新たな変異株が誕生して感染を繰り返す可能性が高い。変異株の感染拡大が止まらない国々では3回目の〝ブースター接種〟が行われているが、新型コロナには遺伝子ワクチンは無効であることが世界中で証明されつつある。

新型コロナでは発症から約2週間後に免疫系が活性化されてウィルスが排除されるが、高齢で基礎疾患のある免疫弱者ではウィルスが増えやすく、サイトカインストームや呼吸不全で致死率が高くなる。しかし、今回の新型コロナでは大半が無症候性感染者であり、血中の抗体は半減期が約36日で速かに低下する。

一方、重症の場合には抗体が長く維持されることがSARSの際に判明している。抗体産生には大量のエネルギーが必要なので、病原体がいない場合には生体も無駄なエネルギーを使わない。ワクチンでは抗体のみが注目されているが、ウイルス感染には自然免疫、液性免疫、細胞性免疫が総力戦で対応する。口腔や気道の粘膜から侵入する病原体に対しては自然免疫系の軍隊が防御のフロントラインとして戦っている。免疫軍隊を将棋にたとえると、最前線で働く「歩」が自然免疫、ミサイルの様に飛翔する「桂馬や飛車角」が液性免疫、接近戦で戦う「金銀」が細胞性免疫である。

皮下や筋肉組織へ抗原を接種するワクチンは、皮膚や粘膜局所での攻防戦を経ずに液性免疫や細胞性免疫の軍隊のみで戦うことに似ている。いかなる将棋名人でも〝歩無し〟で戦えば小学生にも負けてしまうであろう。これら3種類の免疫系が病原体の特徴に応じてどの様な機構と役割分担で戦っているかは、免疫学やワクチン研究で残された重要な課題である。

新型コロナウィルスは分子レベルでの解析も進み、今では相当部分が既知のウイルスになりつつある。今回のパンデミックでは、国境封鎖や人流抑制で感染拡大を止められないことを世界が学んだ。進化生物学的にもゼロコロナは幻想であり、彼らと共存する以外の選択肢はない。政府や専門家は、SARSやMERSの様に危険な変異株の突発的誕生への対策を準備すると同時に、その発症や重症化を抑制しうる科学的処方箋や免疫強化の国民運動を指導する必要がある。

国民と読者へのメッセージ

分子病態学や生体防御学の研究をみなさんの血税で半世紀近く楽しませていただいた老医学者として、若い世代への人災被害を最小限に止めるために以下のメッセージを追記したい。

ウイルスベクター型ＤＮＡワクチンは不可逆的遺伝子組換え薬であり、ｍＲＮＡワクチンも有効性や安全性が不明の「臨床試験薬」であり、きわめて慎重な対応が必要である。

これまでの科学的一次情報で、

①新型コロナの本質が血栓症であること、
②スパイクが血管壁を障害する血栓毒であること、
③ｍＲＮＡワクチンが心筋炎を誘発すること、
④接種後早期死因の大半が血栓〜血管障害であること、
⑤ＰＥＧ化脂質ナノ粒子の血中半減期は長く、肝・脾・リンパ節のみならず、副腎、卵巣、精巣上体にも多く集積すること、

⑥抗スパイク抗体は短寿命で再感染予防効果や死亡率抑制効果が低いこと、
⑦自然感染による総合的免疫記憶は重症化を有効に抑制すること、
⑧日本人患者で感染増強（ADE）抗体が検出されたので、今後はワクチンの反復接種でADE被害が深刻化する可能性が高いことが判明している。
⑨大半の医師はこれらの事実を知らず、重篤副反応や超過死亡数が増加している遺伝子ワクチンをコロナリスクが皆無の健常児や生殖世代にまで接種しており、医療倫理と医学常識を無視した狂気が暴走している。
⑩接種後につらい副反応が生じた場合は、すみやかに〝肺のCT画像と血中のDダイマー〟を検査し、不幸にも亡くなられた場合は〝死亡時画像診断〟や〝病理解剖〟を依頼されることを勧める。

ワクチン被害の大きいイスラエルや欧米各国では当初予定されていたワクチンパスポートを断念しつつあるが、日本は先進国中で最悪の過剰反応を続けている。まともな医学教育を受けた医師や専門家は感染免疫学の基本を思い出し、日本政府が子どもや生殖世代にまで高リスクの遺伝子ワクチンを接種する愚行を即時中止するための声を上げていただきたい。国民は新型変異株のリスクが高まる冬季に向けて「口腔ケア、手洗い、ウガイ、鼻洗浄、トイレの消毒」を心がけながら、過剰反応せずに平常心で粛々と日常生活を送り、若い世代と自分達への人災被害を最小限に止めていただきたい。

最後に、本書を新型コロナで亡くなられた方々、政府の自粛時短政策で仕事を失われた方々、そして遺伝子ワクチンで深刻な副反応に悩まされたり亡くなられた方々に捧げます。
本書が日本のコロナ禍人災騒動を一日も早く収束させるためのささやかな処方箋となることを心より願っています。

井上正康

第1章

新型コロナ変異株とワクチンの疑問に答える

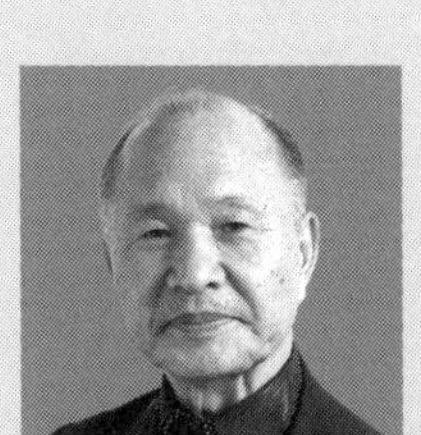
井上正康

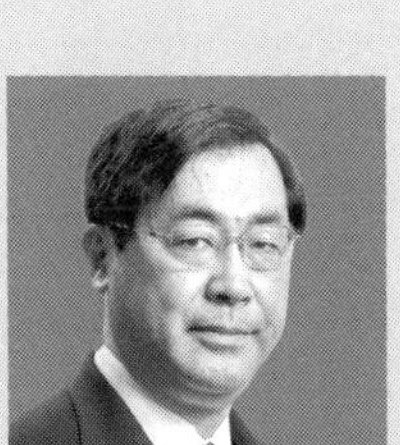
松田学

松田　コロナ騒動が始まって2年近く経ちました。

この間に5度の感染の波がありましたが、そのつどマスコミは〝感染爆発〟や〝医療崩壊〟などと、私たちの恐怖心をあおる報道を重ねてきました。しかし、どの波においてもヨーロッパや南北アメリカと比べると、実際の感染者数や死者数は遥かに低いレベルで抑えられています。

もうそろそろ、この感染症に対する態度を改めるべき時が来ているのではないでしょうか。毎日毎日、ＰＣＲ陽性者数をカウントしてその増減に一喜一憂するのではなく、インフルエンザと同じように扱えばいいのではないか――そんな議論も早い時期からなされてきました。

これから社会を正常化していく上で、転換すべきいくつかの課題があります。たとえば、ＰＣＲ検査をどこまで利用するのか、指定感染症の分類をどうするのかなどです。

これらの政策転換を進めていくためには、やはり人々の理解を得る必要があります。この章では、その理解の助けになるための情報を、井上正康先生に見解を伺う形でご紹介したいと思います。

デルタ株の感染力とは？本当に若い人でも重症化するのか？

松田　２０２１年７月～８月にかけてデルタ株（インド株と呼ばれていた）による感染が拡大し、第５波と呼ばれました。それまでの４波に比べて波の山が高く（ＰＣＲ陽性者が多く）なりましたが、やはりウイルスの感染力が強まったといえるのでしょうか？

井上　デルタ株は、アルファ株（英国株と呼ばれていた）よりも感染力が増加したＡＣＥ２標的型の変異ウイルスです。発症した場合は発熱や消化器症状が強く、さまざまな症状が出ます。その大半は昔からよく言われていた〝タチの悪い風邪〟に罹った時と似ています。

感染力が強くなった分だけ、多くの方が感染します。すると、その割合だけ重症者や死者も増えます。

しかし、全感染者数を分母に取ると、リスクの比率は明らかに減少しています。これがウイルス感染の典型的なパターンであり、人類は何十万年もの間、ウイルスと痛み分けしながら共存してきました。1918年から2019年までの100年間に多くの人が罹患してきたインフルエンザはまさにその好例です。

今後、デルタ株以降も次々と新型の変異株が誕生し続けるでしょう。これらは旧型コロナよりも感染力が強くなったタチの悪い風邪ですから、「手洗い、うがい、鼻洗浄、口腔ケア、トイレを清潔に保つこと」などの対策を、これまでより少しこまめに行うことが肝要です。

松田　デルタ株について、しきりに強調されたのが「感染すると、若い人でも重症化する。たとえ軽症ですんだとしても後遺症が長く続くケースが多い」という主張です。これは本当でしょうか？

井上　報道されているのは、そのような症例もいくつかあったということです。「感染すると若い人でも重症化する」「軽症でもとくに若い人で後遺症が長く続く」ことを示す客観的なデータはありません。

テレビでは「子どもが重症化した」と取り上げたことがありましたが、これは「軽症者分類の子どもを重症者病棟に一時的に入れたが、軽症で問題なかったのですぐに退院させた」というのが事実です。今回は不安を煽るメディアの誇大報道が目立ちます。
切り取った場面や数値を取り上げて議論すれば、どのようなシナリオでも書けます。NHKなども含めて、報道にはこのように無責任で悪質な誤情報が多く含まれていますので、注意が必要です。

松田　たしかに、２０２１年8月時点での年齢別の重症者のデータを見ると、20代以下は0名、30代は１人。40代は37名、50代は81名、60代は１０６名、70代は１４１名、80代以上は82名、という数字になっていますね。

井上　この手のニュースは、ワクチン接種が始まって以来、接種させたい年齢層をターゲットにし、徐々に年齢層を下げながら危機感をあおる作戦に利用されています。40～30代の次は、10～20代でも重症化する可能性があるというキャンペーンが始まりました。実際には、８月時点で、10代以下の重症者は１人です。例年のインフルエンザの実害はこの比ではありません。

人流抑制に効果はあるのか？
コロナウイルスの感染の真実とは？

松田　感染拡大を阻止するために、「人との接触を半分にしなさい」「出勤は80％削減しなさい」などと言われました。人流抑制という戦略は、新型コロナウイルス対策として本当に正しいのでしょうか？

井上　新型コロナウイルスが体内で最も増殖する場所は、腸などの消化管です。なぜなら、このウイルスの受容体であるＡＣＥ2が最も多いのが消化管だからです。

腸で増殖したウイルスは、排便を通じて体外に出ます。それが感染源になり、そこから感染が広がっていくと考えられます。これはノロウイルスと類似の糞口感染が主な経路です。これが主な感染ルートであることは、唾液と下水路のＰＣＲ検査の比較実験などで昨年の早い時点で国際論文に報告されています。日本では感染症専門家の大半がインフルエンザの研究者なので、口腔からの飛沫感染の概念しか頭になく、多くの専門家がこの事実を見落としています。これが有効な感染症対策がなされていない主な理由でもあります。

血圧制御に関与するACE2は主に血管の内壁に存在します。ウイルスのスパイクがACE2受容体と結合することで血管壁に感染し、血管を傷つけることで血栓が生じます。腸管で生じた血栓は、血流を介して肝臓に行き、そこをすり抜けた血栓が体中を循環します。それが肺に集まると、CT検査でスリガラス状の間質性肺炎像が診られます。脳で起こると、疲労感、抑うつ、集中力の低下、モヤがかかったような症状などが現れます。血管はすべての組織にありますので、後遺症といわれるさまざまな症状が現れます。しかし、その大半は時間が経てば改善されます。

多くの方が誤解しているのは、「新型コロナウイルスが空気感染によって肺に到達して肺炎を起こす」と考えている点です。肺炎は二次的に併発するものであって、コロナ風邪の本質は肺炎ではなく「血管壁の障害による血栓症」なのです。それにもかかわらず、インフルエンザと同じように肺の病気だと思い込んでいます。人流抑制策は、感染経路に関する誤解がベースになっています。

松田　糞口感染とは、ウイルスが排便を通じて体外に出たあと、どのように感染するのでしょうか？

井上　病原体を含む便がモノの表面に付着して手指を介して口や鼻の中に入るのです。新型コロナの場合、トイレの水洗やウォシュレット等によって目に見えない飛沫が便器や便座に付着したり、下着やトイレットペーパーを介して手に付着したりします。内側のドアノブなどさまざまな場所に手を触れるので、トイレの後にちゃんと手洗いをしないと、手指についたウイルスが人から人へと感染していくと考えられます。

松田　「コロナは空気感染する」と主張する本も出ています。それによれば、「空気感染することは、世界の常識になっている。横浜のクルーズ船でも排気のメカニズムを通じて各部屋に空気が行き交い、感染が広がったと考えられる。学会誌でもそういう主張がなされている」という趣旨のことが書いてあります。

井上　新型コロナではＡＣＥ２が最も多い腸が感染の主病巣であり、腸の血管が傷害されるとウイルスが便とともに排泄されているという病理学的理解ができてないからです。
その本で紹介されている〝世界の常識〟が間違っています。だから誰も感染を止められずに今に至っているのです。権威に左右されず、常識を疑いデータに従って考えることが研究の基本です。腸のACE2受容体や下水路のPCR解析結果の重要性をいまだに専門家が見落としているのが実情です。事実、中国では北京空港の乗客に対して肛門スワブ（綿棒）検査が行われ、昨秋に国際的な人権問題になりました。

松田　スーパーコンピュータ「富岳」によって、飛沫やエアロゾルが拡散する様子が映像化されました。あれを見て、多くの人が飛沫感染や空気感染だと思い込んでいるのですね。

井上　富岳の映像はエアロゾルの拡散の様子を可視化しただけであって、感染とは直接関係ありません。もしコロナが空気感染するのであれば、山手線や地下鉄沿線で感染爆発が起こっているはずです。しかし、そんな気配はどこにもありません。患者さんの口腔内を覗き込む歯科医や耳鼻科医がコロナに罹らないという事実も、飛沫感染や空気感染が主な感染ルートではないことを物語っています。

そもそも、感染ルートとして最も多くを占めるのは家庭内感染で、全体の約8割と言われています。続いて高齢者施設や病院での施設内感染・院内感染が15％くらい。飲食店は3％以下です。家庭内でなぜ感染するのかというメインルートを押さえないで、わずか3％をターゲットに口やかましく自粛や感染防止策を求めたところで、効果が上がるわけがありません。

人は一度思い込むと、なかなかその考えを改めることができません。私もその落とし穴にはまらないように、常に柔軟に考えることを肝に銘じ、最新の論文を読みながら一次情報に基づいたロジックを構築していくことを研究者としての基本に据えています。

私は、コロナの主な感染部位が腸であり、主な出口が便であるという事実に立脚して主ルートを考えていますが、口からの飛沫感染を否定するものではありません。

とくに、唾液のPCR検査のCt値が20以下で陽性になる患者では、感染力のあるウイルスが唾液中や鼻腔に存在することを示す論文が2020年9月に報告されています。感染力が増強したデルタ株などでは、唾液からの飛沫感染の可能性も一部はあると考えています。

SARSやMERSが誕生した時のように、突然変異は人知を超えたレベルでランダムに起こりますので、常に謙虚に実態を観察し続けることが何より大切です。

松田　飛沫感染と手指を介する付着のいずれが主感染経路であるかで、対策が根本的に異なってきます。糞口感染による物理的付着が主経路であるとすれば、むやみやたらと三密を回避すればいいということではないはずです。

とくに、個人の行動制限などの厳しい法的措置を導入する場合は、その根拠を明確にする必要があります。もしその医学的根拠が間違っていたら大変なことです。国民全体の行動制限を長引かせ、それによる犠牲をさらに大きくする愚策は何としても避けなければなりません。

ワクチンは本当に有効なのか？

松田　ウイルスが人間社会に広まると、集団免疫が確立します。すると、それ以上広がりようがなくなります。ところが、ウイルスが変異して感染力の強い変異株が現れると再び感染が広がります。そしてまた集団免疫が確立すると収束します。拡大しては収束する。この波を繰り返すわけですね。新型コロナの場合、これまでに5回もの波があったわけですが、この次、たとえばウイルスが活性化する冬に新たな変異株が出現すれば、さらに大きな波が来ることも予想されます。

このように、コロナに一度感染したとしても、その後何度も感染するリスクがあるのでしょうか?

井上　コロナウイルスに対する免疫力はすぐに低下するので、長期的防御が不可能なことは、獣医学研究では常識でした。新型コロナの感染者でも無症状者や軽症者では血中抗体の半減期が36日であることが昨年の早い時期に論文で報告されています。ただし、その免疫記憶は残っていますので、次の波で再感染しても重症化するリスクは低下するというのがウイルス感染症の基本です。これは風邪のウイルスでも長年の経験から熟知されている事実です。

私たち人体には、感染を防御する3種類の免疫系があります。

将棋にたとえると、生命という「王様」を守る3グループの駒（免疫系）があります。まず最前列の「歩」が自然免疫、次に「飛車角や桂馬」が液性免疫（抗体）、そして「金銀」が細胞性免疫です。感染防御の戦いは、この3種類の免疫軍隊による総合戦なのです。

自然感染の場合は、病原体の主な入り口である鼻腔、口腔、上気道、および消化管の粘膜で自然免疫系が働きます。これが人体にとって最も重要な初期ステップになります。

注射で体内に接種するワクチンは、この自然免疫系のしくみを飛び越して、主に液性免疫と細胞性免疫だけで戦おうとするものです。軍隊に陸海空があるように、免疫軍隊でも3者の連携プレイによる総合戦が大切なのです。

松田　コロナの抗体値が低下して再感染することはあっても、免疫記憶は残っているのですぐにリンパ球による抗体産生や細胞性免疫系が活性化されて重症化しないように防御しているのですね。つまり、格納庫に武器が準備されているような状態と考えればよいのでしょうか？

井上　そのとおりです。それが免疫の基本です。

通常、自然感染の場合は、まず粘膜組織での自然免疫系が働き、次に多様な抗体（ポリクローナル抗体）が何十種類もできます。同時に細胞性免疫も記憶されるので、新たな変異株も含めて「類似の病原体に対する交差免疫力」により次の感染を抑制することが可能です。しかし、コロナの抗スパイク抗体はすぐに低下するので、次の変異株が現れると再感染します。しかし、免疫記憶があるので、再感染しても多くは無症状か軽症ですむわけです。

松田　ワクチンでも、抗体価の低下が取り沙汰されていますが？

井上　コロナの場合に抗体価がすぐに下がってしまう現象は、自然感染でもワクチンでも同様です。これはワクチン接種先進国のイスラエル、イギリス、アメリカで再感染が広がっており、「ブレイクスルー感染」などと呼ばれていることからも明らかです。

ワクチンは既存の株の分子構造、つまり古い遺伝子情報に基づいてつくられていますので、新変異株には常に後れを取ることになります。

松田　ワクチンが「既存のウイルスの遺伝情報に基づく特異的免疫反応を形成する」のに対し、「自然感染ではその都度、新変異株にも有効な抗体や細胞性免疫力を獲得する」と言ってよいのでしょうか？

井上　そのとおりです。しかも、今回のワクチンは、ウイルスの一部であるスパイクの情報のみに対応する抗体や細胞性免疫を獲得させるものです。ワクチンではスパイク以外の部分に対してはまったく白紙状態であり、自然感染による免疫力には敵わないのです。

松田　ということは、自然な感染こそが、じつは一番有効なワクチンであると言えるのでしょうか？

井上　免疫系にとって自然感染は、理想的な免許更新になります。変異株の感染によるPCR陽性波を5回も経験した日本人は、理想的なワクチンを5回も接種したのと同じ免疫状態にあります。感染力がインフルエンザよりも強くなった新型コロナでは、「感染した覚えがない方々でも大半が無症候性感染している可能性」が高いのです。これまでのどの波も2カ月程度で収束を繰り返しています。私たちはすでに「ウィズコロナ」の状態にあるのです。

文明のターニングポイントの予感

松田　自然感染がワクチンよりも優位にある——このことは、大げさに言うと「文明の転換」を象徴していると思われます。

東アジアは、ずっと以前から旧型コロナと共生してきました。その上に、日本では、武漢の新型弱毒株に早い時期に暴露されていたため、人口あたりの感染者数や死者数は欧米に比べて圧倒的に少なく推移してきました。これに対して欧米では、いきなり強毒なG型株が広がったために多くの被害を出してパンデミックに陥りました。

西洋文明では、「自然を人間の力で征服していくという思想」がベースです。山を削り森を切り拓き、自然を改変して人工物を構築していく。それを進歩ととらえてきました。自然とは人間が克服すべき対象だという考え方です。

しかし、それが今世紀までに行き詰まり、地球の自然環境と共存できる循環型社会への移行が求められています。

日本人は、もともと自然と共生する民族でした。旧型コロナとも共生してきた歴史があります。毎年、変異株に自然感染しながらウイルスに対する総合的な免疫力を更新してきた強みがあったように思います。

欧米の場合は、ロックダウンで人為的にウイルスを排除しようとしました。これは「ゼロコロナ」——コロナを根絶しようという発想です。しかし、結局コロナを根絶することはできませんでした。

何十万年も人類と共存してきたウイルスとは、そういうものなのです。「ゼロコロナ」はあり得ない。感染をゼロにすることはできない——このことに気がつけば、「ウィズコロナ」——自然との共生という生き方しかなく、これが本当の答えであることは感染症の歴史が教えるところです。新型コロナでもいずれこの事実が明らかになると思います。

その時が「世界の文明の中心が西洋から東洋へ、そして日本へと移行していくことを象徴するような出来事がコロナだった」と振り返る時になるのかもしれません。

第2章

ウィルス感染症と集団免疫

井上正康

感染の波が来るたびに、免疫力も更新される

新型コロナウイルスの感染のしくみは、次のとおりです。

新型コロナウイルスは、口腔粘膜の微細な傷や歯周病の病巣から血中に入り、血管壁の細胞で血圧を制御する酵素のＡＣＥ２受容体に結合します。この結合が引き金となり血管内皮細胞表面のタンパク分解酵素がウイルスのスパイクタンパクを切断します。これによりウイルスの脂質膜表面が露出し、シャボン玉が融合するように血管内皮細胞と融合してウイルス遺伝子が細胞内に注入されます。これで感染が成立するわけです。

こうしてウイルスの遺伝子がヒトの細胞の遺伝子増幅システムとタンパク合成システムを乗っ取り、細胞膜表面にスパイクタンパクをつくり、この中にコロナの遺伝子が入り込むことによって、ウイルス粒子が完成して体外へ出ていきます。

今回、世界的なパンデミックになった理由は、このスパイクタンパクの遺伝子が突然変異を起こして表面のプラス荷電が増加すると同時にスパイクの量も増え、ＡＣＥ２への親

和性が約9倍増加し、トータルで感染力が約6倍強くなった新型コロナウイルスが出現したことによります。この感染力増加により一気に世界中に広がりました。

新型コロナは感染者の体内で約2週間に1回の頻度でランダムに変異し、過去2年間で万を超える変異株が同時多発的に生まれています。イギリス株、南米株、インド株……と海外由来の変異株が恐れられていますが、実は世界中で同時多発的に変異するために変異株名の国で最初に発見されただけであり、その国から侵入したか否かは不明です。日本でも至る所で突然変異が起こっており、東京株や大阪株などが誕生している可能性があります。このために、新変異株を国名で呼ぶことは科学的にも国際的にも相応しくないことから、最近ではギリシャ文字を使って命名されることになりました。

突然変異の大半は欠陥のあるウイルスとなるために、多くは感染力を失った欠陥株になり消滅していきます。しかし、無数の変異を繰り返す中で偶然に感染力が増強した変異株が誕生すると、これが旧株を上書きするように新たな感染の波を形成します。この変異の動的様相がＰＣＲ検査によって初めて可視化されたのが今回のパンデミック現象でした。この新たな変異株の波にシームレスに感染し続けることにより、変異株に対する免疫力が更新されるため、その大半は体内で弱毒株として処理されていきます。

このパンデミックが始まった2020年以降、世界でどのように新型コロナウイルスが広がったのかを見てみると、ヨーロッパやアメリカでは感染力が増強したG型強毒株（D614G）がいきなり侵入したために、多数の重症者や死者が出ることになりました。

一方、毎年旧型コロナに暴露されてきた日本人は、2019年末から2020年2月末にかけて弱毒のS株とK株が多数の中国人観光客とともに入国してきました。そのために大半の日本人がこれらの弱毒株に気づかないうちに感染して無症状で経過ました。この現象を「無症候性感染」といいます。これは感染症学では常識的な現象であり、私も半世紀前の学生時代に感染症学の講義や教科書でそのような感染の原理を学びました。

これに続いて3月上旬には、海外からチャーター便で帰国者などが強毒G型株と一緒に入国しました。幸いなことに、日本や東アジアでは旧型の土着コロナ（新型コロナと遺伝子が約50％共通）と共存してきた歴史があり、彼らによって毎年免疫軍事訓練を繰り返してきました。

それに加えて、2種類の新型コロナの弱毒株に無症候性感染することにより、2020年2月末までにワクチンを2回接種したのと同様の集団免疫力を獲得していました。このため、3月初めに帰国者が持ち返ったG型株に対しても交差免疫力のおかげで大半が無症状〜軽症で経過し、欧米のように大きな被害を出さずにすんだというのが事実です。

その後、２０２０年夏に第2波、年末から翌年冬にかけて第3波が訪れました。各波ごとにＰＣＲ陽性者が増加していきましたが、重症化率や死亡率は逆に低下し続けました。翌年春の第４波に続き、夏の第５波ではデルタ株が感染拡大しました。このデルタ株は感染力が更に強くなり、多くの方が感染しました。しかし、重症化率や死亡率は低くなったために大きな被害もなく、オリンピックも何事もなく無事に終了し、夏の終わりと共に急速に収束しました。この速やかな収束はワクチンや自粛とは無関係に、急速な感染による集団免疫の早期確立によるものでした。

もし、交差免疫力が確立されてないところにデルタ株のような変異株が入ると一気に感染が広がり、初期のころのミラノやニューヨークのような惨状になりえます。幸いにも日本人の場合は、旧型コロナで毎年軍事訓練を繰り返し、新型コロナについては4回もの波で知らない間にワクチンを打ったのと同様の免疫状態になっていました。

これが、日本がヨーロッパやアメリカのような修羅場を迎えずにすんできた理由であり、日本人のリスクがなぜ少ないかについての分子レベルの背景です。

ピークを過ぎると感染者が急減するのは、集団免疫を確立したから

日本では2020年の早期に集団免疫が確立していましたが、今では「感染を繰り返している大半の国々でも集団免疫が確立している」という状況について見てみましょう。

世界各国の感染の状況を時間軸で追ってみると、はじめは死者が増え続けますが、ピークになった時点でどの国々でもつるべ落としのように死者数が激減しています。

ウイルスに対しては免疫力で戦うしか術がないので、このピークの状態の時にその国々や都市で集団免疫が確立されたと考えられます。ちなみに、スウェーデンでは2020年6月にこのような集団免疫が確立していることがわかっています。このようにウイルス感染は毎回波ごとに集団免疫を確立することにより自然に収束していくものなのです。

これはインフルエンザでも同様です。

日本ではインフルエンザは例年2月をピークに1000万人近くが発症しますが、ピークを越えると発症者数が急激に減ってきます。それは日本人がその年のインフルエンザの株に対して集団免疫を確立したからです。

インフルエンザもRNAウイルスであり、常に突然変異し続けています。これがワクチンを打っても効かないことのほうが多い理由です。よく効いた場合でも30％以下と言われているのは、毎年のように突然変異しているからです。

インフルエンザの実効再生産数からすると、これを免疫的に排除できる集団免疫をつくるためには、バックヤードで感染した人が6000万〜8000万人くらいいることになります。この中には無症状の方があったり、ちょっと熱っぽいが病院へ行くほどでもないということで受診されない方がある。1000万人の発症者の陰には数千万人以上の無症候感染者いるということです。このように集団免疫を形成することによって、インフルエンザの流行は収束するのです。これが毎年繰り返されています。

突然変異とは交通ルールが突然変わったような現象であり、新たなルールを学びながら免許更新をするようなものです。私たちは毎年免疫力の免許更新をしているのです。長い歴史の中でウイルスに対してこのような痛み分け的対応で共存してきたのです。

2019～2020年の冬には毎年流行するインフルエンザが日本では激減し、2021年冬には絶滅状態になりました。実は毒性が強いインフルエンザに関しては世界中に何万か所もの定点観測拠点があります。新型コロナが流行すると同時に、日本のみならず世界中でインフルエンザが激減し、オーストラリアでは根絶したとまで言われています。

これは2019年末にインフルエンザが流行する前に、新型コロナウイルの弱毒株が日本に入ったことと関係しています。それは「ウイルス干渉」と呼ばれる現象で、いわばウイルスの椅子取りゲームのようなものです。先に感染したウイルスに対して白血球などの自然免疫系がインターフェロンや活性酸素を大量に産生して排除しようとします。このために、後からノコノコやって来たインフルエンザウイルスは活性酸素などの流れ弾に当たって撃退され、感染できなくなります。実は唾液は自然免疫による生体防御系と病原体との戦場のような場所であり、きわめて殺菌力の強い体液なのです。子どもが怪我をした時にお母さんが傷口を舐めてやるのは、その殺菌力を無意識的に知っているからです。動物でもお母さんが子どもを舐めるのは感染症対策なのです。

多くの人が新型コロナをこわがって、マスクやアルコール消毒などと大騒ぎし始めたのは2020年の4月以降であり、とくに緊急事態宣言が出された4月初めから顕著になりました。しかし、このころには感染はすでにピークアウトしていました。火事にたとえると、家が燃えて焼け落ちた後で消防車が駆けつけて放水したようなものです。当時、新型コロナはまだ「未知のウイルス」であり、医学的にも新興感染症として少し過剰反応気味に対応し、安全性が確認された時点で少しずつ手綱を緩めていくのが基本です。今回は関係者が懸命に努力しましたが、大半の対策が空振りに終わりました。ウイルス感染は人間の対策をはるかに超えるレベルで集団感染するという事実を再認識する必要があります。

自粛や人流抑制政策が感染拡大を防げなかった理由

第2波、第3波、第4波……と感染の波が訪れるたびに、繰り返されたのが「人流抑制」でした。海外では都市全体を封鎖する「ロックダウン」を実施した国も少なくありませんでしたが、世界中でロックダウンに効果がなかったことが判明しています。

ロックダウンのような厳しい措置はとらず、緩やかな規制で社会生活を維持したスウェーデンでも、第1波では他のヨーロッパ諸国と同レベルの死者数でしたが、速やかに集団免疫が確立されて第2波以降は医学的被害や経済的被害は最小限に抑えられました。

一方、厳しいロックダウンなどの対策を講じた国ほど状況が悪くなったという事実があります。また、東アジアでは緩やかな規制の日本と厳しく規制した韓国などを比べても大きな違いはありませんでした。


SARSのように感染から発症までの時間が短くて致死率の高い感染症の場合は厳しい規制が効果を発揮します。一方、インフルエンザのように飛沫感染するルートが主な場合は、3密回避やソーシャルディスタンスにも一定の効果があります。

ところが今回は、いくら自粛を続けても感染拡大を止めることはできませんでした。これは人流抑制という予防法そのものが新型コロナには無効であることを意味します。

今回の新型コロナは、われわれが日ごろ使用しているモノの表面でも感染力を維持し、それが低温低湿の冬季には体外でも感染力が長期間維持されることが判明しています。しかも、感染から発症までの潜伏期が比較的長く、多くは無症候性感染であり、感染に時差があるという特徴があります。この特徴が3密回避や人流抑制が無効である主な理由なのです。

つまり、誰もいなくても、モノの表面を介してウイルスに時差を持って感染する可能性があり、人との接触を回避しても感染を避けることはできないのです。このウイルスは今では日本の家庭の隅々にまで入り込み、〝トロイの木馬〟のようにわれわれの生活空間の中で感染を繰り返しています。自粛やロックダウンをしてもまったく効果がなかったのはそのためです。

もう一つ重要な事実があります。

それは、新型コロナウイルスの感染受容体がＡＣＥ2であることです。ウイルスがヒトに感染するためには、ヒトの細胞の受容体と結合する必要があります。ウイルスによって受容体は異なりますが、新型コロナの場合は血管壁にあるＡＣＥ2が受容体です。

体内でのＡＣＥ2の分布を調べた結果、のどや肺には少なく、小腸、大腸、胆嚢などの消化管に多いことがわかっています。消化器に次いで多いのが心臓の組織です。新型コロナは主に腸の血管壁にあるＡＣＥ２を介して腸管を中心に感染して増殖するという特色があります。これに関する論文も早い時期に発表されていますが、テレビなどに出る自称専門家の多くがこの事実を知らないようです。

腸で感染増殖したウイルスは、便と一緒に体外に排出されます。このウイルスは体外でもモノの表面に付着した状態で感染力を維持できますので、トイレの便座の表面やドアノブなどに触れた手を介して感染します。トイレは典型的な個室ですが、その中で１人でいる場合でも時差をもって感染します。この特色を理解しなければ、三密を避け、マスクをし、ソーシャルディスタンスを保ち続けても、感染を防ぐことはできないのです。

コロナウイルスが便とともに排出されて下水路でＰＣＲ検査陽性になり、糞口感染が主な感染ルートであることは武漢の症例などから早い時期に指摘されて論文にもなっています。唾液のＰＣＲが陽性になる２週間も前に下水路のＰＣＲ検査で上流のクラスターを検知しうること、および唾液が陰性になった後も下水路では陽性反応が長期間続くことも報告されています。腸の血管壁から便を介して体外へ出ていく。専門家たちがこの主要感染ルートに気づかず、未だに飛沫感染と思い込んでいることが感染を防止できない最大の理由です。

第3章

「ウィズコロナ」時代の到来

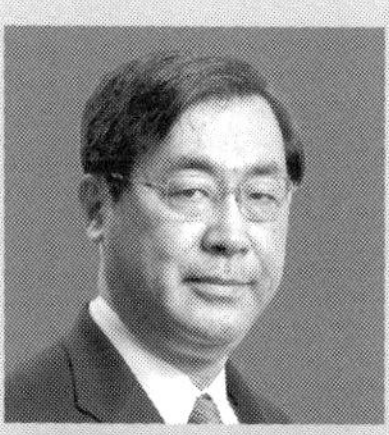

松田学

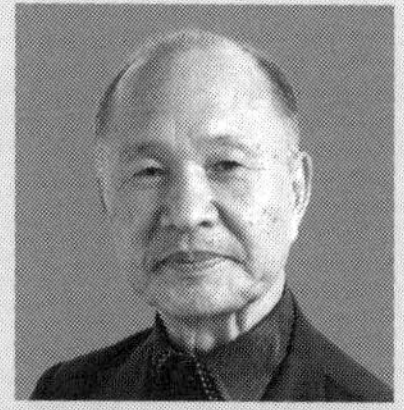

井上正康

感染力の強い変異株にどう対応すべきか？

松田　新型コロナ騒動は一向に収まらず、何度も緊急事態宣言が出されて期間も延長されてきました。また、次々と新たな変異株が現れ、恐怖をあおる報道も後を絶たない状況です。「こんな状態がいつまで続くのだろうか」と途方に暮れる方も多いと思いますが、先生はこの状況をどうお考えですか？

井上　まず、新興感染症は未知のウイルスが原因ですから、謙虚に受け止める姿勢が大切です。経験の学問である医学では、時間がたって初めて明らかになる事実も多く、その時になって初めて科学者としての客観的な評価が可能になります。そういう意味で、私も細心の注意を払いながら、一次情報の収集と慎重な情報発信に努めています。

今回はメディアが恐怖感をあおり続けたために、多くの人々が正常に判断できないような異常な状況がつくられてしまいました。極端にコロナを怖がる方と「単なる風邪に過ぎない」と楽観視する方があり、その間にいろんな情報が錯綜しているわけです。しかも、

ＳＮＳ等で個人が簡単に発信できる時代ですので、信憑性が不明な多くの情報が垂れ流されています。そういう意味で、今の時代は情報のシグナルとノイズを正確に判別できる能力が重要になっています。

私は基本的に医学的データに基づいて情報発信しています。しかし、今の日本の状況を見ると、医学的観点だけでは収まらない分野にまで被害が深刻化しています。今回のコロナ騒動においては、物事を俯瞰的にとらえ、ポストコロナ時代をどのように生きるかという重要な課題があります。

松田　新型コロナに関して、正しい情報が国民に伝わっているか否かという問題がありま す。その中で変異株の感染力が強くなっている問題がありますが、これをどう考えたらよいでしょうか。

井上　コロナウイルスの変異株については、主にスパイクのアミノ酸変異によりＡＣＥ２受容体との結合力がどれほど強くなるかなどを分子レベルで解析することが大切です。コロナウイルスでは抗体依存性感染増強（ＡＤＥ）と呼ばれる現象が古くより知られており、ワクチンにより産生された抗体が感染リスクを高める可能性があります。これに関しては後の章でくわしく論じます。

今回の新型コロナが世界的なパンデミックになったのは、G型と呼ばれる強毒株がきっかけです。新型コロナでは遺伝子変異によりスパイクタンパクのアミノ酸のプラス荷電が3個増えたことにより感染力が6倍増強しました。さらにD614Gと呼ばれるG型株でも負荷電が1個失われて相対的に＋荷電が増えたことで感染毒性が強くなりました。これらの変異株はインフルエンザよりも強い感染力を獲得したために、ウイルス干渉によって世界中でインフルエンザの感染を激減させました。

その後もさらに変異を続け、たとえば南米のミュー株、英国のアルファ株、インドのデルタ株などと多様な変異株が現れてきました。そのつど日本のメディアは「次の変異株が流行すると大変なことが起こる」と専門家も含めて大騒ぎしてきました。

たとえば、アルファ株が最初に英国で検出されたのは2020年9月です。その3カ月後の12月には、英国の感染者の約60％の感染者がこの変異株にかかっていました。これまでの新型株よりも1・7倍感染力が強いことがわかっています。G型で6倍、そこに1・7

倍ですから、弱毒武漢株に比べて10倍ぐらい強い感染力を持ったことになります。

ウイルス感染症では、感染力が強い変異株が旧株を上書きしていく特徴があります。それをＰＣＲ検査で可視化すれば、感染の波（ＰＣＲ陽性波）として見えるわけです。これまでは目に見えなかった新型株の感染波が、ＰＣＲ検査によって初めて可視化され、これが大騒ぎの元凶となっているのが実態です。

英国株が日本で初めて検出されたのは２０２０年12月1日です。東京ではその後の５カ月程度で約８割がアルファ株に置き換わっています。これは関西、福岡、沖縄でも同様です。すなわち、感染力が強くなった変異株がどんどん追いついて旧株を上書きするたびに、２波、３波、４波……と波として観察されているわけです。

重要なことはＰＣＲ陽性者数ではなく、実際に病原性が強くなり重症化するか否かです。感染症ではこれが最も重要な問題です。

その点では、英国に英国株が出現した前後で重症者や死者が急激に増えたという事実はありません。日本でも、英国株が２０２０年12月１日に発見されて以来、大半がＧ型株からアルファ株に置き換わる過程で、日本人の死亡率はずっと低く抑えられています。

逆に、２０２０年は日本の超過死亡数が世界一低く抑制され（約１８０００人）、戦後初めて人口減少が止まりました。アルファ株が脅威だと騒がれたものの、ほとんどの日本人には低リスクであったことが判明しています。

その後騒がれたのが、デルタ株（インド株）です。強毒株と言われたG型株ですら、潜伏期間が１週間から2週間程度ありました。そのくらいの潜伏期間がないと発症しないわけです。ＳＡＲＳやＭＥＲＳの場合、感染すると短期間で症状が出ますが、これが本来の強毒株の特色です。

デルタ株が英国で発見されたのが２０２１年2月22日、アメリカでは2月23日です。それから半年以上経った10月30日の時点でも、英国やアメリカでもデルタ株によって重症化率や死亡率が高くなったというエビデンスはありません。

日本ではデルタ株が4月25日に国立感染研が検出していますが、それから半年以上も経ちました。デルタ株は2重変異によりスパイク部分のプラス荷電が更に2個増加して感染力が強くなり、その分だけ多くの方が感染しました。しかし、それにより日本人の重症化率や死亡率が増加した事実はなく、逆に両者ともに低下しています。

松田　感染力が増強した変異株によって旧株が上書きされていくという現象は毎年起こってきたことで、たまたま今回はＰＣＲでそれが視覚化されたというわけですね。

井上　そのとおりです。ＲＮＡウイルスは非常に不安定なのでＤＮＡウイルスよりもはるかに早い速度で変異します。遺伝子変異に関しては「分子時計」という概念があり、新型コロナでは約２週間に１回の割合で変異しています。この変異速度で計算すると、いつごろこれが変異したかという軌跡も追いかけることができます。現代の分子科学では、遺伝子の変異速度から時間をさかのぼって解析することが可能です。

新型コロナの遺伝子では３万個の塩基が世界中でランダムかつ同時多発的に突然変異しますので、この１年で１万種以上もの変異株が生まれています。このために同じ変異が別々の場所で同時に起こってもおかしくはありません。

「海外から変異株が来たら大変だ」とよく言われますが、日本の中でも多くの変異株が生まれています。それが逆に海外へ行って感染することも十分ありえます。それがＲＮＡウイルスのパンデミックという現象なのです。

変異株の出現によって、免疫力も更新される

松田　最近では若い人も重症化しやすいと言われています。また、毒性が強くなっているということは本当にないのかと、みなさん心配していると思うんですが、そのあたりはいかがでしょうか？

井上　変異株による感染波（ＰＣＲ陽性波）のたびに感染力は確かに強くなっています。それが旧株を上書きしていくために罹患する人も増えます。感染者の母数が増えれば、その中で発症したり重症になる方も当然増えてきます。

しかし、分母に感染者数（ＰＣＲ陽性者）、分子に重症化した方や亡くなった方の数を入れて比率を計算すれば、重症化率や死亡率はいずれも波ごとにどんどん小さくなっています。

変異により感染力が強くなったので若者もかかりやすくなったことは事実です。しかし、

それで子どもや若者がとくに重症化しやすくなったという事実はありません。

松田　すると、次々と変異するウイルスに対して、われわれはどう向き合うべきなのでしょうか？

井上　ウイルスは細胞ではないので代謝機能がなく、免疫力で対応するしかありません。ウイルスはわれわれの代謝系を乗っ取って増えていきます。そのためウイルスに使われている薬は、われわれの代謝系をコントロールすることによって彼らの感染力や増殖速度を抑える性質のものがほとんどです。未だにウイルス自体に対して直接効く薬はほとんどありません。

第5波でデルタ株による感染が拡大し、ピークを迎えると急激に減少した理由を、「ワクチンの接種率が高まったからだ」とする専門家がいますが、ワクチンの普及率と比べると、比較にならない下がりようです。しかもこの第5波のみならず、それまでの4回の波もワクチンなしで毎回収束しており、今回だけをワクチン効果で説明するのは科学的に無理があります。

唯一の有効な抑止力は、われわれが持っている3種類の免疫力です。それが自然免疫、液性免疫、細胞性免疫です。病原菌やウイルスに対しは、これら3種類の免疫軍隊が協力して連携プレイで戦っています。

じつはウイルスに絶対的な強毒や弱毒というものがあるのではありません。感染した宿主の免疫力との関係で、毒性が強いか弱いかの違いが現れるのです。そういう意味では、日常生活の中で自分の免疫力を常に更新していくことが大切です。

２０２０年春までは、日本や東アジアは独り勝ち状態でした。しかしながら、海外においてもすでにデルタ株まで経験したことにより、実はもう東アジアとヨーロッパ・北米との免疫的なハンディは、実質的にはなくなっています。ただ、生活スタイルを含めた栄養免疫学的な背景の違いから、国によっては免疫的な脆弱性が露呈する場合もあります。しかし、集団免疫の獲得という点では、日本も世界も今やほとんど同じライン上に立っているといえます。

これまで数カ月に一度の間隔でＰＣＲ陽性者の波が訪れ、そのたびに陽性者の数が増えています。陽性者の背後には、おそらく何千万人もが不顕性感染していると考えられます。

実際、新型コロナに対する細胞性免疫力が世界的に確立されてきていることが論文などでも報告されており、新型コロナが世界的に収束期に入りつつあることを示しています。

一番のポイントは、２０２１〜２２年の冬にどんな新株が出てくるかという点です。それによって、その後のリスクが予測できるようになり、ポストコロナ時代を本格的に稼働する準備が整ってくるはずです。

新型コロナに対しても細胞性免疫力が世界的に確立されてきていることが論文などでも報告されています。現在、５波も経験したことにより新型コロナは世界的にも収束期に入っていると考えられます。

松田　われわれ自身の免疫が大事だということですね。そうしますと、緊急事態宣言で「できるだけ外に出るな」「人と会うな」「接触を避けろ」と強調され続けましたが、これは免疫力の強化にはかえってマイナスだったのではないでしょうか？

井上　そのとおりですね。現在の医療対応では〝医療崩壊〟が懸念されていますので、同時期での発症者数を抑制する必要はあります。ＩＣＵがコロナ患者で埋まると、手術やクリティカルケアが必要な患者さんの医療インフラを奪うことになります。そのために医師会が政府にクレームをつけて自粛を要請していたわけです。しかし、これはいびつな医療制度での過剰反応によるものであり、指定感染症2類（実質1・5類相当）をインフルエンザと同等の5類相当以下に格下げすれば、医療崩壊の問題はすぐに解決できます。

しかし、「たかが風邪、されど風邪」です。「風邪は万病の源」と言われるように、かからないに越したことはありません。不運にも感染して発症した場合は、自分の免疫力で戦うしかありません。

そのために、現状では医療崩壊を起こさない程度に少しずつウイルスに曝露し続けることによって免疫力を更新する必要があります。大切なことは免疫のライセンスを必要最小限度に更新し続けるということです。

2020年に欧米で猛威を振るった第1波のG型株は、第2波以降はすでに強毒株ではなくなっています。つまり、ウイルス自体に絶対的な強毒や弱毒という性質はないのです。ウイルスの強毒・弱毒は免疫力との関係で決まるのです。新型株に適度に曝露し続けることによって、免疫力が更新されます。これが、ウイルスに対する最も基本的な対応法になります。

松田　ということは、医療資源の制約などの問題さえ解決されれば、むしろ変異株にゆっくり曝露し続けることが免疫的軍事訓練となり、収束に近づくための一番効果的な方法になるということでしょうか？

井上　そのとおりです。実はそういう視点で最もブレなかった国がスウェーデンでした。最初から国境封鎖、ロックダウン、自粛などもしなかったために、第1波では高齢者施設で多くの方が亡くなり、大きな批判を受けました。しかし、そのおかげで同年6月ごろには細胞性免疫を含む集団免疫が確立されたことが検証されています。その結果、それ以降のリスクは非常に少なくなっています。

経済的なダメージも少なかったことから、今も同じノーガード戦略で免疫力を更新し続ける国策を取っています。今回のパンデミックで唯一ブレずに科学的対応を貫徹して成功した国です。当初からリスクが少なかった日本も、スウェーデンと同様の対応を続けることが必要です。

私たちはすでに「ウィズコロナ時代」を生きている

松田　これまでの状況を見てみますと、新型コロナウイルスはきわめて感染力が強く、人間社会と隔絶することはできないと思えるくらい広がっているように思います。このウイルスに対する対策の仕方を根本的に考え直すべきだと思うのですが、いかがでしょうか？

井上　そのとおりですね。毎日、ジェット機が世界中を行き交う現代社会では、ウイルスも南極や北極以外であれば数週間でどこにでも侵入できます。そのために２０２０年の春に世界中があっという間に感染地帯に染められたわけです。

これまで言われてきた〝感染者〟とは、〝ＰＣＲ検査をして陽性になった人、発症した人、亡くなった人〟だけであり、検査を受けた人数は人類全体から見ると数パーセント以下です。ＰＣＲ陽性者の80％以上が無症状で発症もしていない事実から、感染力が増強した新型コロナはＰＣＲ検査をしていない多数の人々にも同程度に無症候性感染していたと考えられます。ウイルス干渉でインフルエンザが完全に排除された事実からもこのことが強く示唆されます。これが「パンデミック」の実像なのです。

現在、日本では感染の大半が家庭内感染であり、約15％が医療施設や高齢者施設です。「時短営業せよ」「大人数で会食をするな」「酒類を提供するな」と居酒屋や飲食店がターゲットにされていますが、飲食店での感染は数％以下であることも明らかになっています。

それにもかかわらず、外出自粛や人流抑制など、エボラやペストの流行時のような感染症対策が繰り返されてきました。感染症学を知らない非科学的専門家集団やメディアに振り回されながら政府が世論受けする対策を立ててきたことが失敗の本質です。

新型コロナはパンデミックになった時点で、すでにわれわれの家庭の中にも広く深く入っていたのです。これが三密回避や接触8割減など、いくら人流を止めても感染が世界的に止まらなかった理由です。私たちはすでにウィズコロナの時代を生きているのです。

松田　いろんな論調を見ていますと、海外で変異株が拡大しているというイメージを多くの方がお持ちのようです。そうなると、海外から人を入れないことが重要なんだという論調になります。国境を閉めるというやり方を大半の国が採用していますが、この点はどう考えたらよいでしょうか？

井上　感染力の強い新型コロナの突然変異は世界中で同時多発的に起こっています。今回のパンデミックでは、国境封鎖もロックダウンも無効であることを世界が学びました。そういう時代をわれわれは生きているのです。

２００２年のＳＡＲＳや２０１２年のＭＥＲＳのように、感染すればすぐに発症して多くの方が死亡する強毒株であれば、クラスター解析と封じ込めが有効です。そうした対策で感染の拡大を容易に抑制できます。

ところが、今回の新型コロナウイルスは、感染力は強いが大半が無症状で経過する特徴があります。言わば、ステルス戦闘機のようなウイルスなので、気がつかないうちに感染して世界中が〝トロイの木馬状態〟になってどんどん感染拡大しました。これがパンデミックの実態なのです。第５波も感染を経験した現在の世界では国境封鎖にたいした効果はなく、ＳＡＲＳやＭＥＲＳのような強毒株が出現しない限り人流抑制は不要と考えられます。

このような強毒株の出現はいつ起こるかわかりませんので、国や厚労省は、注意深く観察し続ける監視体制をしっかり確立することが大事です。

松田　では、この章の最後に、感染しないためのポイントを教えてください。

井上　「風邪は万病の源」と言われるとおり、けっして油断してはならない病気であることに変わりはありません。感染力が激増したデルタ株が出現した以降の時代には特に注意が必要です。そこで大事なのが、毎日の「手洗い」「うがい」「鼻洗浄」「口腔ケア」「トイレの清掃」です。

病原菌やウイルスは口や鼻から入りますから、予防のためには手洗い、うがい、生理食塩水で鼻を洗浄することが大事です。

また、歯周病がある方はコロナに20倍も感染しやすいことがわかっています。歯周病があると、そこからウイルスやバクテリアが入り、脳梗塞や動脈硬化をはじめとする血管病の原因になることが古くより知られています。そのために、血管が関係する生活習慣病のリスクに対する口腔ケアや歯周病治療の重要性が指摘されてきました。

歯周病とは、口の中の好中球などの免疫軍隊が負けたためにできた傷口です。そこからコロナウイルスが入ると血流に乗ります。メインターゲットは、ＡＣＥ２の多い腸です。口内の傷を入り口に、血流に乗って腸を目指す。これが新型コロナウイルスの基本的な感染ルートです。

そこで、日々の対策としては歯ブラシによる口腔ケアをしっかりやることです。とくに高齢者施設などでは、食物残渣が歯に残らないように、ブラッシングや歯間ブラシなどで口腔内を清潔に保つように指導することが大切です。これらの対策は、コロナだけでなく、誤嚥性肺炎などのリスクも下げることになります。

そしてとくに重要なのがトイレの清掃です。新型コロナが感染する主な組織は腸であるため、感染すると便と一緒にウイルスが体外に排出されます。RNAウイルスは低温低湿の冬季には体外で約2週間以上も感染力を維持できます。トイレは基本的に個室空間ですが、誰もいなくても便座や内側のドアノブなどを介して感染する可能性が高いため、トイレの清掃・消毒が大事なのです。アルコール消毒液を置くのなら、建物や店の入り口よりもトイレの内側に置いたほうがはるかに有効なのです。

これら5つの対策には経費がかからず、今日から直ぐに実行可能です。こういう知識を国民が共有できるように、国や専門家が指導することが非常に大切です。

第4章

ワクチンと免疫力

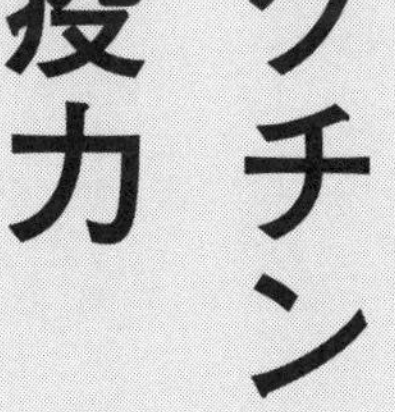

井上正康

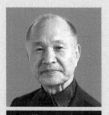

遺伝子ワクチンの光と影

ワクチンとは、弱毒化した菌やウイルスあるいはそのタンパクを精製し、これをアジュバントと呼ばれる炎症促進剤と一緒に接種するものです。私たちが子どもの頃に接種してきたBCGやおたふくかぜのワクチンは、病原体を弱毒化した「生ワクチン」や「死菌ワクチン」です。日本脳炎やジフテリアなどの病原体を化学的に処理して死滅させたものからつくったのが「不活化ワクチン」です。

一方、今回の新型コロナウイルスに対する欧米産のワクチンは、これらとはまったく性質の異なる「遺伝子ワクチン」が主体です。

遺伝子ワクチンは、従来のワクチンのように病原体やその抗原タンパクを使うのではなく、病原体の遺伝子を使って体内で抗原タンパクをつくらせ、それに対して免疫反応を誘導する仕組みです。

つまり、ワクチンによって細胞の表面にウイルスのスパイクがつくられると、それを免疫系の細胞が「これは異物である」と認識し、抗体を産生したり細胞性免疫が刺激されます。すると、次に強毒のウイルスに感染した時に、これを排除できる――これが今回のワクチンの原理です。遺伝子ワクチンと呼ばれるものは、このような原理を期待してつくられています。

ワクチンは、凶暴な病原体に対して医学的に重要な役割を果たし得るものです。また、遺伝子ワクチンは開発スピードにおいては従来のワクチンとは比べものにならないくらい速く、しかも設計次第でどんな病原体にも対応できるので、次世代の新しいワクチンとして発展する可能性が十分にあります。

ただし、実際に人体にこれを使用するにあたっては、いくつかの懸念すべき事柄があるのです。

①溶原化の可能性

通常、遺伝情報は、ＤＮＡからｍＲＮＡ（メッセンジャーＲＮＡ）に読み取られ（転写）、ｍＲＮＡの情報によってタンパク質が合成されます（翻訳）。ＤＮＡ↓ｍＲＮＡ↓タンパク質と一方向に情報伝達されるというのが分子生物学の基本的な原理で、「セントラルドグマ」と呼ばれています。

今回のワクチンでは、コロナウイルスのスパイクをつくるための遺伝情報であるＤＮＡ、もしくはｍＲＮＡを用いています。

ＤＮＡワクチンは、アデノウイルスベクターに遺伝情報を組み込んでいます。ｍＲＮＡワクチンは、遺伝情報を脂質膜に閉じ込め、表面をポリエチレングリコール（ＰＥＧ）でコーティングしたナノ粒子を用いています。

ファイザー社のｍＲＮＡワクチンでは、セントラルドグマのために遺伝子が人体の細胞核に入ることはないと説明されています。これは大筋では正しいと思います。

しかし、ウイルスにはＲＮＡをＤＮＡに転写する「逆転写酵素」を持つものが存在します。エイズウイルスをはじめとするレトロウイルスと呼ばれる集団です。彼らは自分のＲＮＡ遺伝子を宿主のＤＮＡに逆転写して組み込むことで、長期間安定に作用することを可能にしています。ウイルスの遺伝子が細胞の核内遺伝子に取り込まれることを「溶原化」といいます。

新型コロナウイルスは逆転写酵素を持っていないので、ｍＲＮＡワクチンの遺伝子がヒトの細胞核に直接入る可能性は低いと考えられています。また、細胞内で産生されたｍＲ

ＮＡは短時間作用した後に速やかに分解されるために、ｍＲＮＡワクチンも短時間で分解されるので安全であると説明されています。

ｍＲＮＡは四種類の塩基、Ａ、Ｇ、Ｃ、Ｕで構築されていますが、今回のワクチンのウラシル（Ｕ）部分はメチル化修飾されているため、きわめて分解されにくい特色を持っています。このために、ワクチンのｍＲＮＡは体内でも長時間作用し、多くのスパイクタンパクをつくることが可能になっているのです。

かつて世界を震撼させたエイズウイルスは、最近ではほとんど問題にされなくなりましたが、これはエイズウイルスと人類の免疫系が動的平衡状態に達し、深刻な被害を与えない状態になったためと考えられています。エイズウイルス以外にも多くのレトロウイルスが存在し、実は知らないうちにこれらに感染している人々も少なくありません。このため、逆転写酵素の遺伝情報を含まないワクチンのｍＲＮＡは、細胞内で産生されたｍＲＮＡとは異なる挙動を示す可能性があり、人体内での安全性は不明です。

もしワクチンの遺伝子情報がヒトの細胞核に組み込まれると、「トロイの木馬」のような状態になってしまいます。万一、コロナのスパイク遺伝子が長期間発現し続けることになれば、これを異物と認識した白血球が常に攻撃し続けるという自己免疫疾患を引き起こしかねません。そういうことが本当に起こるか否かは、実際に接種してみなければわかりません。遺伝子ワクチンは、現時点ではそういう段階の代物なのです。

ＤＮＡワクチンの場合、その懸念が決定的に高まります。

アストラゼネカ社製のＤＮＡワクチンは、新型コロナウイルスのスパイクタンパク質のアミノ酸配列をコードするＤＮＡをアデノウイルスに組み込んだウイルスベクター型です。これを接種してヒトの細胞の核内に入れ、ｍＲＮＡを介してスパイクタンパクをつくらせ、これに対して免疫反応が起こるという仕組みです。

この方法は「欠損遺伝子を遺伝子組み換えで導入する遺伝子治療法」として数十年来開発されてきたものですが、細胞核に遺伝子が挿入される必要があり、深刻な副作用などで大半の試みは失敗しています。

ウイルスの遺伝情報が人体に組み込まれ、異物タンパクを産生し続けるのは遺伝子組み換えそのものです。私たちの細胞が異物であるウイルスのスパイクをつくる工場になる——そういう意味では、従来のワクチンの概念とはまったく違ったモノであり、「ワクチン」の名を借りた新しい遺伝子組み換え薬というべき物質です。

多数の健康な人に人工的な異物を接種するのがワクチンです。病人に使用する薬剤と異なり、とくに安全性が厳しく要求されるというのが医学の鉄則です。

実際、北欧諸国では、アストラゼネカ社製ＤＮＡワクチンで血栓症が頻発することから、このワクチンを高齢者以外には使用しないことを決めました。しかし、本当の理由は「スパイクの遺伝子が核内に組み込まれて異種タンパク質をつくり続けることの危険性」が認識されたことにあります。

②ＡＤＥの懸念

ウイルスに感染したりワクチンを打ったりすると、抗体ができます。抗体がウイルスと結合すると、これを白血球が取り込んで分解処理します。しかし、突然変異が激しいウイルスの場合、白血球に取り込まれた後に分解されず、細胞の中で爆発的に増殖する現象が起こります。あるいは、スパイクの特定の変異部位に抗体が結合することにより、感染受容体ＡＣＥ２への結合が増強することがあります。

これが抗体依存性感染増強（Antibody-dependent enhancement、ＡＤＥ）です。ＡＤＥはサイトカ

インストーム（免疫システムの暴走）を引き起こす非常に怖い現象です。

2002年のSARSの際に、ワクチンによってADEが起こることがわかり、そのためにワクチンの開発が凍結されました。SARSだけでなく、同様に変異しやすいRNAウイルスであるMERS、C型肝炎、エボラ、エイズなどに対しても安全性が確認された有効なワクチンはひとつもありません。20年間の遺伝子ワクチンの開発史で、これまで一度も認可されなかったのはこのような理由があるからです。

ADEに関しては、獣医学の分野で動物実験によってくわしく研究されています。猫には人間と同じように腸にACE2受容体が多く、コロナウイルスに感染すると出血性腹膜炎を起こします。この際に猫にワクチンを投与すると、2年以内に全例が死亡したことが判明されています。

しかし、今回のワクチンは、パンデミックということで過去の動物実験結果などを無視し、いきなり世界的規模で人類への接種（人体実験）が始まりました。これが今、世界中でワクチンが大きな混乱を引き起こしている背景です。

最近、これに関して大阪大学の荒瀬教授の研究グループが、スパイクタンパクのN末端部位（NTDと呼ばれる蛋白の合成開始部位）に結合する抗体がADEを誘起すること、および日本の患者でADE抗体が産生されていることを論文（Cell）で報告しています。
最近、中国製のワクチンを接種したモンゴルや、ファイザー社のmRNAワクチンを3回も接種したイスラエルやシンガポールなどで顕著な感染爆発が起こっており、ワクチンによるADEの可能性が懸念されています。

③血栓症の危険性

アストラゼネカ製DNAワクチンは、北欧をはじめとする国々で血栓症を誘発して多数の死者を出しました。このため、安全性に重大な問題があるとしてヨーロッパ各国で接種の見送りが相つぎました。とくに「若年層には使ってはいけない」ということが多くの国々で共通の認識となっています。

このワクチンの国内外での死亡例を見ると、血栓症や血管の障害で亡くなっている方が圧倒的に多いのです。コロナのスパイクはACE2という血管壁の酵素タンパクに結合します。コロナウイルスの場合は、この結合が引き金となり血管内皮細胞に感染します。ワクチンにより体内でつくられたスパイクも血管壁のACE2に結合し、内皮細胞のミトコンドリア（細胞内エネルギー産生工場）に影響して細胞を障害します（ソーク研究所報 & Circulation

Research)。この細胞障害により血液凝固反応が起こります。コロナウイルスの感染のみならず、ワクチンが産生したスパイクでも血栓症が起こる可能性が明らかになりました。これは動物実験を行えばすぐにわかることですが、製薬会社はそのようなデータをいっさい開示していません。

新型コロナのスパイク自体が血栓症を誘起する毒タンパクであることから、DNA型でもmRNA型でも、ワクチンでスパイクが産生されると血栓症のリスクが高くなります。事実、日本でもファイザー社製mRNAワクチンの接種後に、くも膜下出血で亡くなった若い女性や心筋梗塞で亡くなった方など、血液循環系の障害で亡くなる方が顕著に増加しています。

北欧では早い時期から遺伝子ワクチンを打ち始めたので、たくさんの副反応症例が蓄積されています。そうしたデータを根拠に、とくに影響が大きいアストラゼネカ社製DNAワクチンは使用しないという判断をしたのです。その結果、約8000万人分のアストラゼネカ製DNAワクチンが行き場を失う事態になりました。

日本政府がアストラゼネカ製ワクチンを買う際に、「万一、副作用が起こった場合には日本政府が税金で企業の賠償を肩代わりする」との異常な免責特権を密約させられてワクチンを入手できたという経緯がありました。ファイザー社の契約書類には「本ワクチンは安全性も不明であり、長い将来に何が起こるか不明である」との記載まで明記されています。

同様の免責契約は世界中の国々が結ばされており、「何が起こっても製薬企業はいっさい責任を問われない条件」になっています。万一、訴訟になった場合もその費用はすべて国が肩代わりする条件であり、これほど一方的で不利益な契約は世界に例をみないものです。そのような背景を知りながら、コロナ被害が最下位の日本人が、まだ安全性が担保されていないワクチンを打つ必要があるのか否かを冷静に考えてみる必要があります。

ワクチンの副反応について

今回のワクチン接種では、筋肉内投与して筋肉細胞にスパイクタンパクをつくらせ、それに対して免疫反応を誘導すると説明されていました。

しかし、これは間違いであり、肩の筋肉内に投与されたワクチンは、リンパ液を介して頸静脈から速やかに血流に移行して全身に分布します。この移行のピークが約30分であり、人によってはこの時期にアナフィラキシーショックが起こります。

血中に入ったワクチンは、さまざまな臓器や細胞に取り込まれ、その遺伝子情報によって細胞内でスパイクタンパクをつくらせ、これに対して免疫反応が起こり、抗体産生や細胞性免疫が誘導されます。

今回、ワクチン接種後の副反応として、とくに2回目の接種後に高熱や倦怠感などの全身症状が出るケースが目立ちます。BCGなど多くの従来型ワクチンでも、2回目に副反応が強く出ることはめずらしくありません。

しかし、今回の副反応の強さや頻度は異常に高いのが特徴です。コロナワクチンの場合、血栓症や循環器系の病態を原因とする副反応が多数起こっています。

コロナの受容体であるACE2が一番多いのは腸や胆嚢の血管です。消化器の次に多いのが心臓や腎臓です。このために心筋炎や腎障害も起こっており、将来的に心臓病や透析患者が増えることが懸念されています。脳全体ではACE2は少ないですが、重要な部位で血栓が生じるとさまざまな神経障害が起こります。

現在、世界中で起こっているワクチンの副反応は、かなりの割合で全身における循環器系の障害や血栓症が原因である可能性があります。

ただし、これに関して、どの国でもきちんとした死亡時画像診断や病理解剖を行っていません。ファイザー社のｍＲＮＡワクチンは動物試験などを開示しない状態の「第４相臨床試験中」であり、２０２３年5月に初めて安全性と有効性のデータが明らかになるものです。

接種後の早い時期に死亡した場合は、死亡時画像診断や病理解剖を行うことが死因究明に必要です。しかし、ＷＨＯは早い時期に新型コロナ患者の病理解剖を禁止する御触れを出しています。新型コロナの病原性はインフルエンザ以下であるにもかかわらず、このような通達を出すこと自体が異常なことです。

日本でも若い女性が接種後の早期に亡くなった際にも、「ワクチンとの因果関係が不明」として主治医が届けていませんでした。遺族から「それでは納得がいかない」と言われてはじめて主治医が届けて、死亡報告の一例になったわけです。医師も自分が接種したワクチンで死亡した場合はさまざまなトラブルが予想され、報告書の作成などのわずらわしい対応が必要であり、診療費的には大きな負担になります。このために、大半の死亡例は「直接の因果関係は不明である」とのことでワクチンとは無関係として処理されています。

良心的な医師としてとるべきアクションは、「これは因果関係が不明なので死亡時画像診断や病理解剖をされませんか？」と遺族に伝えることです。これが誠実な対応になります。しかし、多忙な医師にはそこまでの余裕や義務感がないのが実情です。

シームレスな自然感染こそが最良のワクチンである

ワクチンを接種して抗体ができても、時間の経過とともに抗体価は速やかに低下します。多くの場合、新型コロナの感染者では抗体の血中寿命がきわめて短いこと（半減期は約36日）が早い時期に判明していました。これはワクチン接種でも同じであり、ファイザー社も「当社のワクチンは3カ月しか持ちません」と公式に言及しています（2021年ファイザー社報）。

そのために抗体価を高く維持するためには、年に何回も打たなければならないことになります。新型コロナは基本的には〝感染力が増強した冬型の風邪ウイルス〟であり、季節はずれの夏にワクチンを打ったとしても予防効果は限定的です。もしワクチンを打つ意味があるとすれば、冬の到来前に接種すれば、年末～2月にかけてある程度感染や発症を抑制しうる可能が考えられます。

もっとも、新型コロナに感染しても大半が無症状であり、抗体の血中半減期は短いので3カ月も経つと激減します。ワクチンを接種しても同様に抗体が数カ月で低下します。

コロナウイルスに感染すると、最初はＩｇＭという大きな抗体が出ます。ＩｇＭは比較的短期間で低下し、その後にＩｇＧという抗体が出ます。重症の場合は、ＩｇＧ抗体の産生期間が長く続きます。

一方、再感染した場合は最初からＩｇＧが高濃度に産生されます。しかも、これが長く続くことが、東京理科大学の村上康文教授らの研究で明らかになっています（村上康文ら、投稿中）。

２０２０年5月から8月に首都圏の日本人３６２名の抗体検査を実施したところ、ほとんどのケースで血中ＩｇＭとＩｇＧが同時に上昇しました。これはすでに新型コロナウイルスに感染したことを示す現象です。大半の方々がこのような既感染パターンを示したことから、東京都民の多くが感染して集団免疫が確立されていることが科学的に証明されています。

言葉を換えれば、感染力の強い新型コロナを5波も経験した日本人は、〝すでに何度もワクチンを打ったのと同じ免疫状態にある〟ということです。

新型コロナのRNA遺伝子は次々と変異し続けます。現在用いられているワクチンはすでに旧型となった遺伝子の情報に基づいてつくられたものです。しかも、ワクチンで免疫系が対応しうるのはウイルスの一部のスパイクタンパクのみです。そのために、ワクチンでは免疫システムがウイルスの全体像を把握することができません。

感染症では、口や鼻の粘膜の自然免疫、抗体の液性免疫、感染した細胞を直接処理する細胞性免疫が総合的に動員されて防御します。将棋にたとえれば、「歩」が自然免疫、「桂馬や飛車角」が抗体の液性免疫、「金銀」が細胞性免疫です。粘膜の自然免疫が病原体に突破されると、次は抗体の液性免疫が対応します。そして感染した細胞は細胞性免疫が殺して処理します。抗体は半減期が短いのですぐになくなりますが、抗体産生細胞や細胞性免疫は記憶されるので、次の感染でもすぐに臨戦態勢を整えて防御することが可能です。

このために、ワクチンで部分的な免疫記憶を形成するよりも、新たに出現し続ける変異株に曝露し続けるほうがはるかに良い免疫状態を獲得維持できます。今回、世界の国々で新型コロナの感染症対策として唯一科学的に成功したのがスウェーデンであり、第1波で少し被害を出しましたが、早期に集団免疫が確立され、その後は経済的混乱もなく平穏な日常生活が営まれています。

ウイルスに適度に暴露し続けることにより、免疫力が常に更新されて理想的なワクチン効果が得られるのです。

第5章

コロナワクチンの実像

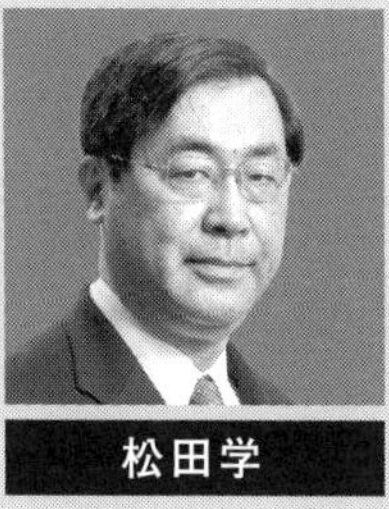

松田学

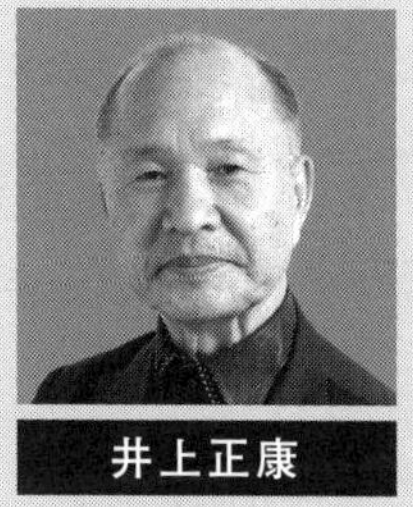

井上正康

ワクチンはコロナ収束の決め手になるのか？

松田　コロナ騒動の収束の切り札としてワクチンが期待されています。とにかくワクチンを接種すれば感染を予防できて社会は落ち着くだろう――そう思われていました。

一方で、副反応や後遺症、将来的なリスクを心配する声も上がっています。中でも、子どもにワクチンを打たせてよいものかどうかと悩んでいるお母さんやお父さんは非常に多いようです。この点については、いかがでしょうか？

井上　半世紀前の大学院生時代の私の研究テーマが「安全なワクチンの開発」でした。今回のワクチンが安全であり、本当にコロナが収束してくれるなら、私も大変うれしく思います。しかし、今回の遺伝子ワクチンに関しては、ほとんど安全性テストがなされていません。動物実験なら数カ月あればできるので、各製薬会社は当然社内でやっているはずですが、その情報はいっさい開示されていません。だから、医者や専門の研究者にも正確な情報がわからないという問題があります。

しかも、ＤＮＡワクチンやＲＮＡワクチンという、人類が今まで人体に接種したことのないワクチンが世界的規模で大量に投与されています。言い換えれば、人類初の大規模人体実験がなされているというのが正しい認識です。

たしかにワクチンは有効な武器になり得ますが、同時に薬害を起こす可能性もある諸刃の剣です。今回は、海外でパンデミックになったことに加え、メディアが必要以上に恐怖感をあおり、大半の医師や専門家までもが医学的常識を忘れてしまっています。そのような一種異様な集団ヒステリー状態の中でワクチン接種に対する社会的同調圧が高まっています。それが日本だけでなく、世界中で共通の問題になっています。

遺伝子ワクチンはすばらしい薬剤開発技術であり、今回はコロナのスパイクを体内で発現させ、それに免疫反応を起こさせるという新しい仕組みのワクチンです。

従来のワクチンは、病原菌を弱毒化したり、死菌化したり、あるいは菌体の一部のタンパク質（たとえばスパイク）をアジュバント（炎症刺激剤）と一緒に投与して免疫反応を起こすものです。これが教科書的なワクチンの定義です。

今回のウイルスベクターＤＮＡワクチンは、いわゆる遺伝子治療に使われていた方法をそのままスパイクをつくるシステムに組み込んだものです。ワクチンというよりも、むしろ「遺伝子組み換え試薬」と呼ぶべきものです。これを「ワクチン」と呼ぶこと自体、大きな問題と思います。

松田　安全性がしっかりと確立されないまま接種が始まっているということですが、実際に接種された方で死亡例が出たり、多くの方が副反応に苦しまれたりしていますね。

井上　接種が始まって以来、多数の方が副反応で苦しみ、最悪の場合は接種後数日で亡くなられています。

実際、2021年10月1日までに死亡事例が1233例に上ることがわかりました（厚労省新型コロナワクチン副反応検討部会）。その多くは既往歴のない方です。最も若いケースでは20歳代の健康な女性が打ってしばらくして亡くなられました。それらの症例を見ると、くも膜下出血、脳内出血、脳梗塞、心筋梗塞など、大半が血栓や血管系の病気です。

新型コロナのウイルス感染で重篤化した場合も血栓症で亡くなることがわかっています。

実は、ポリオワクチンで有名な米国のソーク研究所が、「スパイク自体が血栓をつくる毒である」という衝撃的なレポートを2021年4月に発表しました。また同時期に『Circulation Research』という循環器の専門誌に、スパイクが血管壁のACE2に結合すると、内皮細胞のミトコンドリアが変化し細胞障害が起こることが報告されました。血管内皮細胞が傷害されれば血栓が生じるのは医学では常識です。これらの事実から「新型コロナウイルスの感染病態がスパイクによる血栓症であること」が明らかになりました。これらの事実は、ワクチンによって体内で産生されたスパイクタンパクが血管内皮細胞のACE2と反応して血栓をつくらせる可能性があることを示唆しています。

私は医学論文を読んで、早い時期から「新型コロナ病態の本質は血栓症である」と多くの医師や仲間に伝えてきました。血栓が肺に詰まるとスリガラス状のCT画像（間質性肺炎）が得られますが、これはインフルエンザの肺炎とは病理学的に異なります。新型コロナの病態を肺炎ではなく全身性の血栓症として理解し、必要な治療を行う必要があります。

松田　具体的には、今回のワクチンにどのような問題点があるのでしょうか？

井上　スパイクが血栓をつくるという事実とワクチン接種後の死因の多くが血管の病気で

あることから考えられることは、今回のワクチンが体内で血栓をつくる危険なものであるということです。

米国ファイザー社のワクチン接種後の8月までに死亡した症例でワクチンとの因果関係が評価されましたが、「1076例中1069例が情報不足等で因果関係を評価できない」とされています。情報不足とは死亡時の死因がきちんと解析されていないことを意味し、ワクチンと因果関係がないことを意味するものではありません。その後、2021年10月1日までに接種後の短期間に亡くなられた方は1233名に膨れ上がりました。世界中で副反応や死者が続出している今回の遺伝子ワクチンは、パンデミックのドサクサで緊急使用され続けていますが、医学の基本に立ち返り、内容を厳しく精査する必要があります。とくに新型コロナの被害が極めて少ない日本では、あわてて接種する必要はどこにもありません。遺伝子ワクチンのリスクを正確に理解した医師ならそう判断するはずです。

今回のmRNAワクチンに関しては、2つの問題があります。多くの医師は「細胞内ではセントラルドグマに沿ってDNA→RNA→タンパク質と一方向に反応が進み、mRNAが細胞内で速やかに分解されるのでヒトの遺伝子に組み込まれることはない」と考えています。

しかし、今回のワクチンのｍＲＮＡは四種の塩基（ＡＧＣＵ）のウラシル（Ｕ）がメチル化（シュードウリジン）されており、細胞内の酵素で分解されにくい特色を有しています。この化学修飾により体内で安定に長時間作用して多くのスパイクをつくれるのです。ドラッグデザインとしては非常に良いアイデアと言えます。しかし、それは「スパイクが毒でなければ」という前提での話です。血栓毒として作用するスパイクが長期間にわたって産生され続けると、血栓症のリスクが増大します。これがこのワクチンの最大のアキレス腱的問題です。

さらに、２０２０年の論文（Proc Natl Acad Sci USA）で「ヒトの細胞核の中にコロナウイルスの遺伝子が入り込んでおり、いわゆるトロイの木馬状態になっていること」が報告されています。

ｍＲＮＡの情報がＤＮＡにコピーされるためには、エイズウイルスなどのＲＮＡウイルスが持っている逆転写酵素が必要です。

最近ではエイズウイルスは世界的にあまり問題にされなくなりました。これは彼らがわれわれと共存する状況で「トロイの木馬」状態になっていることを意味しています。

たとえば、知らず知らずＨＩＶ陽性になっている方の体内には逆転写酵素がある可能性があります。そういう方がＲＮＡワクチンを接種するとＤＮＡに逆転写されて核に入る可能性は否定できません。実際に起こる可能性はかなり低いと思われますが、これは今後の状況を見なければわかりません。

こうしてみると、今回のＤＮＡワクチンもｍＲＮＡワクチンもきわめてリスクが高く、多数の健康な人々に摂取できる代物ではないと考えられます。

安全性がチェックされていない遺伝子ワクチンを国家政策として接種することは医療倫理に反する暴挙です。今回の遺伝子ワクチンは人類史上最大の世界的医療過誤として医学史に汚点を残すことになると思われます。

松田　接種後すぐに出る副反応という問題もありますが、ＤＮＡワクチンでは１００％遺伝子に影響を与えてスパイクを産生し続ける体になり、レトロウイルスに感染した方々では逆転写酵素により、ｍＲＮＡワクチンでも将来問題が出てくる可能性は否定できないというわけですね。そう考えると、将来のある若い人ほど打たないほうがいいと言って良いのでしょうか？

井上　そのとおりです。実はもうひとつ、厚労省やファイザー社の資料に驚くべきデータがあります。

ファイザー社のワクチンは、ｍＲＮＡを脂質膜で包み、その表面をポリエチレングリコール（ＰＥＧ）でコーティングしています。それを蛍光標識や放射性標識することで、どのような組織に集積するかを測定できます。

当初、「筋肉注射されたｍＲＮＡワクチンは筋肉細胞内でスパイクをつくり、これに免疫細胞が反応する」と説明されていましたが、これは完全に誤りです。筋肉はポンプのような組織なので、注射されたワクチンは筋肉の収縮弛緩であっという間にリンパ液を介して血中へ移行します。

左肩の筋肉注射の場合は投与後約30分で血流に入ります。その時期に発症するのがアナフィラキシーショック（全身性の急性アレルギー反応）です。これはＰＥＧでマスクされたワクチンが血中に流入することにより起こります。

私は約30年前に熊本大学医学部でＰＥＧの研究もしていました。血中に投与した抗酸化酵素のＳＯＤは約５分で腎臓から尿中へ排泄されます。しかし、この酵素の分子表面をＰＥＧでコーティングすると、約３日間もの半減期で血中を循環し続けるようになります。

ＰＥＧ修飾はさまざまな分子を血中できわめて長時間安定に循環させ続けるための分子設計なのです。ＰＥＧはさまざまな細胞の表面とも相性が良いために細胞融合反応にも使われています。このためにＰＥＧでコーティングされたワクチン粒子は長期間血中を循環しながらさまざまな細胞に取り込まれる特色を持っています。

厚労省とファイザー社の資料では、ネズミに静脈内投与したＰＥＧ修飾ワクチン粒子の体内動態に関するデータもあります。この内部資料では投与後３００時間まで測定しており、48時間後までに肝臓、脾臓、骨髄などに数十％が取り込まれますが、副腎、卵巣、精巣上体などにも集積することが判明しています。私はそのデータを見た時に大変驚きました。卵巣では48時間後に投与量の約０・１％が蓄積しています。この脂質ナノ粒子の血中半減期（代謝排泄に関与するβ相）は約１週間であり、数週間近く体内を循環し続けることが示唆されます。したがって、登山にたとえれば48時間は１合目程度に相当します。その後も脂質ナノ粒子はさまざまな臓器に集積し続けると考えられ、卵巣での集積量はかなり高濃度になることが予測されます。体内でスパイクタンパクが産生され続けると、それが血管内皮細胞を障害して血栓を形成すると同時に、異種蛋白として免疫細胞の標的になり、自己免疫的反応が起こりかねません。このような反応が卵巣で起こると女性のホルモン代謝が障害され、卵子になる細胞も障害される可能性が考えられます。

若い女性ではワクチンによって将来不妊症になる可能性も考えられます。これはネズミでの実験なので、ヒトでも同様の障害が起こるか否かは時間が経たないとわかりません。しかし、医学では「動物実験で観察される現象はヒトでも起こりうる」と考えるのが基本です。とくに、病人に投与する医薬品と異なり、何億人もの健常者に接種されるワクチンではこのようなリスクは決して犯してはなりません。もし、ヒトでそのような反応が起こった場合には取り返しのつかないことになります。

イスラエルやシンガポールでは世界に先駆けて全国民がｍＲＮＡワクチンを2回接種しましたが、簡単にブレイクスルー感染が起こり、慌てて3回目を接種しています。奇妙なことに、ブースターショットと呼ばれる3回目の接種直後に感染が著明に拡大しています。ワクチン先進国のシンガポールやイスラエルでは、このような短期的影響のみならず、深刻な長期的影響を世界に先駆けて知ることになるでしょう。私の懸念が老医学者の取り越し苦労で終わることを心より祈っています。

今はワクチン接種を進めて集団免役を獲得し、社会を落ち着かせようという方針かもしれませんが、逆に将来的に社会に大混乱を起こす可能性があります。これが遺伝子ワクチンが抱えているリスクの一端です。

スペイン風邪並みに被害が大きかった海外の国々がワクチン接種を急いだのはやむをえない面があると思います。しかし、日本人は早い時期から何度も弱毒の変異株にさらされ、5回もワクチンを接種したのと同様の免疫状態にあるのです。新型コロナの実害がインフルエンザ以下である日本では、ワクチン接種を急ぐ理由はどこにもありません。この状況を冷静に考えるチャンスが日本にはあるのです。

このアドバンテージを生かし、遺伝子ワクチンの可能性を探りながら、同時に国民の生命と健康を守る。そして若い世代と将来の子どもたちを守る。これが今の日本における大人の緊急かつ最大の課題です。

最新科学に基づいた情報発信が必要

松田 このようにいろいろなリスクがあるとわかっていながら、情報が開示されていない、あるいは専門家の方々もそういう話は発信しない。その結果、国民の多くが本当のことを知らないまま、ワクチン接種に誘導されています。なぜ知識の共有がなされないのでしょうか？

井上　かって日本はワクチン研究では世界のトップクラスでした。しかし、感染症がないのにワクチンを研究開発し続けることはコストパフォーマンスが悪いので、ワクチン研究の予算はどんどん削られていきました。

一方、海外では、2001年のニューヨーク同時多発テロ以降に炭疽菌バイオテロ事件などが起こり、ペンタゴン（米国国防総省）は生物兵器対策の軍事物質として遺伝子ワクチンを開発し始めました。中国、ロシア、英国、フランスなども、医療政策と同時に安全保障政策として遺伝子ワクチンの研究開発を進めてきました。このような世界の潮流の中で、日本のワクチン研究は他の先進国の後塵を拝しているのが現実です。

しかし、1番の要因は、メディアによる〝インフォデミック〟です。これは日本だけでなく、海外も含めて視聴率やスポンサーとの関係で、新型コロナに関しては危険をあおる情報しか発信しないような世界共通の問題があります。

医者も含めた専門家がそのようなメディアによって誤情報を与えられ、『ネイチャー』『サイエンス』『ランセット』『ニューイングランド医学ジャーナル』等の一流科学誌から1次情報を得る努力を怠っています。これらを読んでいるのは最先端の研究をしている現役研究者のみであり、多くの開業医たちにはそんな余裕はありません。そういうわけで、日本の医療界のワクチンに関する知識は医学生並であり、世界から周回遅れの状態になっています。

本来であれば、現役の免疫学の専門家たちがワクチンの最新情報を常にチェックしながら、人類が初めて接種する遺伝子ワクチンのリスクとベネフィットを慎重かつ科学的に検討して情報発信する義務があります。

しかし、日本の大学の免疫学の専門家と言われる方々も含めて、「今回の遺伝子ワクチンは大変優れているので、順番が来たら私も打ちます」と言っておられます。2020年の段階では、医者も半分ぐらいは「順番が来たら打つかもしれない」という慎重な態度でしたが、海外で接種が進んだ2021年には8~9割の医師が「自分も打つ」と言いだしました。このように大半の医者が自分もワクチンを打とうと思っている状況であれば、一般の方が「ワクチンを打つべきだ」と思うのは当たり前のことです。

これに関しては、専門家がきちんとした科学的情報を発信し、偏向したメディアが形成した異常な世論に関しておかしい点を政府に伝え、国民を正しい方向に導いていくのが彼らの役割です。大変残念なことに、日本ではその様な科学的対応が全くできていません。

ワクチン接種の同調圧が強まる中で、日本がすべきこと

松田　お医者さんでも大半の方がワクチンの情報を正しく把握してないのは問題ですね。もちろん、一部の方は「おかしい」と声を上げていらっしゃいますが。

他方で、海外ではどんどん接種が進んでいて、ワクチンパスポートの導入が進みつつあります。ワクチンを打たないという選択をしたくても、海外で仕事をする方にとっては事実上の強制になってしまいます。そういう方々はどう対処すればよいのか、先生から何かアドバイスがあれば教えていただけますか。

井上　国によってコロナの被害もワクチンの強制力も大きく異なります。日本が他国の法律やルールを変えることはできませんので、これは日本人の判断基準で何ができるかに関して知恵を出し合うことが一番大事だと思います。

国家として最初にワクチン接種が先行したのはイスラエルやシンガポールです。イスラエルではほとんどの国民に3回打ってしまいました。当初、イスラエルはワクチンパスポートの導入を明言していましたが、２０２１年になってそれが見送られました。それはワクチンを2回接種しても感染を防げないことがわかり〝ブレイクスルー感染〟という新語が誕生した上に、3回目のブースター接種を行ったところ、感染がさらに増加したことによると思われます。

イスラエルは今回の遺伝子ワクチンの限界と危険性を経験し、ワクチンパスポートの導入が逆に被害を増加させる可能性に気づき、判断をリセットしたと考えられます。

英国、フランス、アメリカの多くの州でもワクチンパスポートに反対する多数のデモが起こっています。カナダではＣＤＣとＷＨＯとダボス会議を相手に、多数の医師や弁護士が訴訟を起こしています。今後、世界が今回の遺伝子ワクチンの本当の危険性を知ることになれば、ワクチンを打たないと国境を越えられないというような問題は解消される可能性があります。現時点では過剰反応せずに、世界の推移を冷静に観察することが大切です。

ソーク研究所が発表した「スパイク自体が血栓形成毒である」という論文やCirculation Researchで報告されている「スパイクが血管内皮細胞を障害する」という事実を知れば、そんな危険なものをワクチンとして接種することが異常であることは医師でなくても容易に理解できます。世界が正気に返った時には、今回のワクチンに対して大きな反省がなされることになるでしょう。

将来に向けて日本人としてやるべきことは、今回のワクチンがどのようなものかを科学的に解析して情報発信することです。世界に貢献できるような研究を日本で行うべきだと思います。

松田　ワクチンを接種したにもかかわらず感染が増えるケースは世界中で見られます。ウイルスが変異すれば現在のワクチンも効かなくなり、接種すればもう大丈夫とは言えない事実も今後確認されていくのでしょうか？

井上　はい。その兆しは既に世界中で見られています。新型コロナ感染者の大半を占める軽症や無症状の感染者では、血中のＩｇＧ抗体の半減期が約36日なので半年後には１％以下になります。新型コロナは〝冬型の風邪ウイルス〟という特性があり、年末年始になれば毎年のように風邪を引く方が出てきます。アルファ株の次はデルタ株、その次はデルタプラスなどのように、感染力が高い変異株が誕生するたびに旧株と置き換わっていきます。

そのために、夏に新型コロナに感染したりワクチンを接種しても、年末には抗体の血中濃度が低下します。したがって、夏までにワクチンを打っても打たなくても、年末になれば新たな変異株に感染するリスクは同じように高まります。しかし、私たちは自然感染を何回も経験しているので、新型コロナに対する基本的な免疫記憶を持っているのです。日本ではその免疫記憶が早い時期から新変異株に感染した時も発動して重症化を抑制してくれる状況にありました。

新型コロナが流行する前の季節性コロナ風邪は、１３０年前に猛威を振るったロシア風邪が発端でした。今回の新型コロナもこれだけグローバルにまん延していますので、すでに全家庭の隅々まで入りこんでいると考えられます。まさに地球レベルでトロイの木馬状態になっているのが今の新型コロナのパンデミックです。
そして世界中で約２週間に１回の割合で新しい変異株が同時多発的に誕生し続けています。これから先も同様であり、そのような中でウイルスに適度に暴露しながら毎回免疫力を更新をしながら、変異株と動的平衡状態を維持し続けることが感染症対策の基本です。

松田　日本では集団免疫が達成されて基本的な免疫記憶がある状態であることを示す簡易な検査キットのようなものを開発できないのでしょうか？

井上　新型コロナの感染を調べる方法として、ＰＣＲ検査以外に抗原検査と抗体検査があります。抗原検査はＰＣＲ検査と同様に、陰性判定された直後から感染して陽性になる可能性があり、何度も繰り返す必要があります。しかし、感度が低いのでＰＣＲ検査のように多数の偽陽性者を出すリスクは少なくなります。
抗体検査も感度は低いですが、ＩｇＭとＩｇＧを測る中国製の抗体検査キットがすでにあります。これには抗スパイク抗体と抗Ｎタンパク（ウイルス内部のタンパク）抗体があります。新たな変異株に再感染すると、ＩｇＭの産生をスキップしていきなりＩｇＧが高くなります。現在、大半の日本人がそのような免役状態にある事が示唆されています。事実、東京理科大学の村上康文先生は、首都圏在住の方たちの血中抗体を調べ、全例でいきなりIgGが産出される再感染のパターンだったというデータを出されています。

京都大学の上久保靖彦先生も、インフルエンザとのウイルス干渉データーを解析され、2020年の早い時期に日本人が集団免役を確立していたことを報告しておられます。

新型コロナの感染の波型分析などから、日本では5回の感染波の度に集団免疫が獲得されて収束していることが示唆されています。

新型コロナにかかっていない者でも体内に新型コロナを殺すことのできるT細胞が存在するという論文が幾つも報告されています。免疫学の老大家である奥村康先生も、「日本は既に集団免役が確立されていたこと」を早い時期に安倍元首相に伝えておられます。新型コロナに対する集団免疫が確立している事実がなかなか受け入れられない主な理由は、血中抗体の寿命がきわめて短いからです。多くの医師や専門家が、「集団免疫が確立されたら血中抗体が高く維持され続ける」と誤解しています。すべての抗体には血中寿命があり、新型コロナではその半減期が約1カ月程度であり、半年後には1％以下に低下します。しかし、抗体をつくる液性免疫も感染細胞を殺す細胞性免疫も免疫記憶として体内に保存されています。このために再感染した際にはすぐに臨戦態勢ができて重症化を抑制できます。風邪には毎年のように罹りますが、数日寝てたら治るのはこのためです。感染症では血中の抗体濃度が動的に変化することを医師や専門家が理解する必要があります。
誤情報により形成された世論に対抗するのは容易ではありませんが、科学に基づいた正しい世論をつくっていくことが、専門家の大切な使命だと思います。

松田　早い時期に集団免疫を獲得した日本人は、精度の高い抗体検査キットなどを開発して、「ワクチンパスポート」に代わる「免疫パスポート」を世界に提唱してはいかがでしょうか？

井上　それは大変良いアイデアですね。日本が提唱する大切な国家戦略のひとつになりますね。
日本人はすでに何度もワクチンを打ったのと同じ免疫状態であることが高感度の抗体検査でわかります。海外がワクチンパスポートを求めるなら、その代わりに日本が国際的に通用する「免疫パスポート」を証明書として発行する意義は大変大きいですね。日本人が海外の過剰反応組と対等に戦えるような武器を持てば、ビジネスなどで海外展開する日本企業を守ることができると思います。コロナ騒動が収まり、今回の遺伝子ワクチンの真のリスクが国際的に認識されてくれば、「ワクチンパスポート」の愚策はやがて消滅すると思います。

ウイルス感染症では細胞性免疫も重要な役割を果たしています。この細胞性免疫力を簡便に測定する方法の開発も重要であり、国境を超えて仕事をする方々に朗報となる「免疫パスポート」の一つとして開発研究が強く望まれます。

第6章

真実か、デマか――ワクチン論争をめぐって

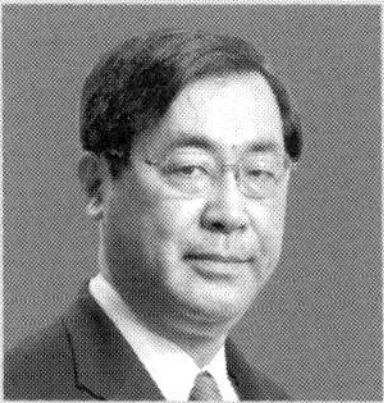

松田学

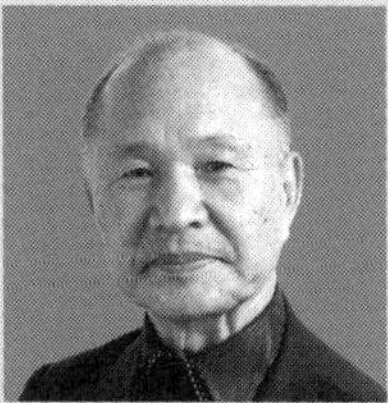

井上正康

健康な人への接種は、安全性が厳しく問われるべき

松田　今、ワクチンをめぐってさまざまな論争が巻き起こっています。ワクチンに期待している人と、ワクチンに疑問を持っている人とではまったく意見が分かれており、どちらを信じたらよいのかわからないという方もたくさんいらっしゃいます。

そのような中で、２０２１年6月24日に河野ワクチン担当大臣（当時）が自身のブログで「ワクチンデマについて」と題して、ワクチンに対するさまざまな疑念について「デマである」という趣旨の発信をされました。

はたしてこれが本当にデマだと言いきってよいものなのかどうか。このブログを読んだ方々からさまざまな指摘も出ています。ある意味、私たちが今回のワクチンに対してどう向き合えばよいのかを考えるための格好の材料になるかと思いますので、この章で取り上げてみたいと思います。

ブログは、「新型コロナウイルス感染症のワクチンに関するデマが流布されるようになっ

てきました。そもそもなぜワクチンに対する誤情報が飛び交うのでしょうか」という言葉で始まります。これについてどうお考えでしょうか。

井上　これは日本の厚生労働省のワクチン行政に歴史的な責任があります。

ワクチンは多数の健康な方に接種するものですから、通常の病人に投与する薬よりもはるかに厳しい安全性が問われます。したがって、行政がよく説明して国民がリスクとベネフィットを十分に理解した上で自己責任で接種するのがワクチンの基本です。

ところが、これまでのワクチン行政を振り返ると、十分な説明がなされなかったり、有害事象を隠してリアルタイムで国民にフィードバックしなかった歴史があります。そのために国民の間に根強い不信感が残っています。本当に有効でよいものであっても、国民の側が疑心暗鬼になりがちで、少しでも不都合なことを政府が出さなかったりすると、有害事象を隠蔽したのではないかと、国民も過剰反応するような傾向があります。

過去にはインフルエンザワクチン、記憶に新しいところでは子宮頸がんワクチンなど、とくにお子さんのいらっしゃるお母さん方は子どもを守るために非常に敏感に反応されるので当たり前です。そのような背景の中で今回の遺伝子ワクチンの議論や混乱があると思います。

これまでのワクチンは、生ワクチンや不活化ワクチンと呼ばれるもので、いずれも非常に長い時間をかけて安全性が確認されてきました。

今回のものは、それらとはまったく基盤が異なる遺伝子ワクチンです。体内に遺伝子を注入して私たち自身の細胞にスパイクタンパク質をつくらせ、それに対して免疫応答させるというものです。いわゆる従来のワクチンという定義を超えた種類のものが初めて使われるということで、国民が不安に思うのは当たり前のことです。

とくにアストラゼネカ社製のＤＮＡワクチンは、もともと遺伝子組み換え治療に使う遺伝子薬をそのままスパイクのＤＮＡに置き換えたものです。厳密な定義ではワクチンと呼べるものではなく、「遺伝子組み換え薬」と呼ぶべきものです。しかし、パンデミックの緊急事態ということで、「ワクチン」とネーミングすることでハードルを下げ、安全性試験も十分に行われないまま、いきなりヒトでの治験を兼ねて接種する大規模人体実験が世界中で行われています。

普通の薬では、そんなことはありえません。たとえば一時期、新型コロナの治療薬としてインフルエンザ治療薬のアビガンが期待されましたが、その有効性が認められずに厚労省が承認を見送りました。ウイルスの感染と増殖と発症がほぼ同時期に進行するインフルエンザのような場合は、発症初期にRNA合成を阻害するアビガンを投与すれば有効に作用します。しかし、新型コロナでは、感染、増殖、発症に大きな時間的ずれがあり、無症状の者に投与しなければウイルス増殖を有効に抑制できません。RNA合成はわれわれの健康を維持する上でも不可欠な反応なので、多くの無症状者に投与すればさまざまな薬害が生じる可能性があります。その点で、アビガンを承認しなかった厚労省の判断は高く評価できます。このようにキチンとした段階を踏まず、〝ワクチン〟と銘打って突破口を開いたのが今回の遺伝子ワクチンであり、それゆえに深刻な副反応や死者を出しており、今後、大きな薬害訴訟に発展する可能性があります。

松田　河野氏のブログでは、「Twitter と Facebook にあるワクチン関連の誤情報の多くはわずかの個人と団体が引き起こしている」「中には医師免許を持っているにもかかわらず、デマを流す人もいる」「ワクチンデマを流す目的は、①ワクチンを批判して自分の出版物やオリジナル商品に注目を引き寄せてお金を稼ぐ、②科学よりも自分の信奉するイデオロギーに基づいて主張する、③過去に誤ったことを発言したために抜け出せなくなっている、④自分に注目を集めたいということが大きい」などと書かれています。これについてはいかがですか？

井上　ここで言われている「誤情報を出している個人と団体」がどういうものか、私は存じません。

河野大臣がこのブログを発信された同日直前に、名古屋の高橋徳先生を代表とする全国の医師や地方議員約４５０名が厚生労働省に「今回の遺伝子ワクチンはきわめて危険なので接種の中止を求める」という嘆願書を提出されて記者会見されました。

国としてワクチン接種を広げる立場にある大臣にとって、大きな抵抗勢力が現れたことに危機感を抱かれ、あのようなブログを発信されたと思います。

高橋先生らのグループの情報源は、すべて厚労省がオフィシャルに発表しているデータです。それだけをベースにしてひとつひとつの論理を展開してワクチンの危険性を訴えられています。これをデマだということは、厚生労働省の発表自体を否定することになり、ワクチン担当大臣としては論理的に大きな無理があります。

ワクチンに対しては、強烈に反対される方からかなり慎重に反対される方までさまざまです。出版物でワクチンに対する危機感をあおる方の中には、今回の遺伝子ワクチンとは関係なく、夾雑物《きょうざつぶつ》として「水銀が入っている」「さまざまな毒物が入っている」などと不安をあおるケースもあります。このような主張は今回の遺伝子ワクチン問題に関しては、信頼性を失う可能性のある情報なので、マイナスになります。

高橋先生たちのグループが記者会見された際には、その点もしっかりと対応されていました。私自身もその記者会見を拝見し、陰謀説のような不確かな発言が少しでも出たときにはすぐにそれを制して非常にバランスのとれた科学的情報だけを発信しておられました。

ワクチン不安に便乗し、「ワクチンよりもこの商品のほうが安全で有効」などという話が出てきてもおかしくない時代です。それほど国民が不安になっていることの証です。そういう不安を解消することが、ワクチン担当大臣が発信すべき一番重要なメッセージではないでしょうか。

ネズミを使った実験の真相

松田　それでは、個別の点についてお伺いします。

河野氏のブログが指摘していることの中にネズミの話があります。デマのひとつとして、「ワクチン接種された実験用のネズミが2年ですべて死んだ」が挙げられています。

これに対してブログでは、「実験用のネズミの寿命がそもそも2年程度ですから、ワクチンを接種した人間が１００歳ですべて死んだといっているのに等しいことになります。その後、『ワクチン接種された実験用のネコがすべて死亡した』というデマに替わってきていますが、ヒトに関する研究の前段階としての動物実験でネコは一般的に使われません。現に、ファイザー社のワクチンの研究でネコが使用されたことはありません」と主張しています。

この点についてはいかがですか？

井上　コロナウイルスに関しては、古くから獣医学の分野で多くの動物実験がなされています。とくにコロナウイルスが感染する動物としては、２つのグループが知られています。ひとつはイタチ属でフェレットと呼ばれ、ミンクもその仲間です。実際に２０２０年秋に、ヨーロッパでミンクがヒトの新型コロナに感染し、大量の殺処分がなされました。これがコロナウイルスの感染実験でイタチ属がよく使われる理由のひとつです。

もうひとつは猫です。猫コロナは出血性の腹膜炎を起こすことが知られており、猫もコロナの動物実験として汎用されてきました。

２００２年のＳＡＲＳ流行のときにもワクチン研究が熱心に行われました。しかし、ワクチンを投与すると感染を増強するＡＤＥ抗体ができて感染爆発する現象が起こることがわかりました。このためにコロナウイルスに対するワクチン開発が凍結されました。この時に実験で猫が使用され、ワクチン接種した猫が2年以内にＡＤＥで全滅したことが判明しています。この情報は日本のコロナウイルス研究者や獣医たちの間では熟知された事実であり、Googleで論文を検索すれば誰でも読める状態になっています。

その後、ＭＥＲＳ、Ｃ型肝炎など、変異しやすいＲＮＡウイルスに対するワクチン開発が試みられてきましたが、ＡＤＥのためにまだひとつも安全なものは完成していません。

今回の新型コロナに対する遺伝子ワクチンがヒトでは初めてのケースで、その安全性は不明です。

ＲＮＡウイルスは突然変異しやすいことから、ワクチン開発は困難をきわめます。もしＡＤＥが起これば、一気にサイトカインストーム（免疫防御反応の暴走）に移行しますので、非常に危険です。

新型コロナウイルスは「SARS-CoV-2」というＳＡＲＳの弟分のウイルスであり、両ウイルスで類似の反応が起こる可能性は否定できません。そのためにきわめて慎重に対応する必要があるのが、ワクチン研究の基本です。

ワクチンメーカーもそのことを熟知しているため、今回は全社が免責を取ったうえでワクチンを提供しています。この免責契約のために、たとえ死亡事故が起こってもメーカーは行政的に処罰されることはいっさいありません。すべて国の責任で進められていることになっています。


ファイザー社とネズミの関係ですが、ネズミの寿命は2～3年ですから、常識的にはコロナウイルスやワクチンで死亡実験を行うことは考えにくいですね。私自身もそのような論文を目にしたことはありません。ラットやマウスと異なり、ハムスターでは血管壁のＡ

CE2が新型コロナのスパイクと結合して感染しますので、小動物としてはハムスターを用いるべきですね。なお、マウスにスパイクを投与すると心筋炎が起こることが論文で報告されています。

ネズミで実際に行われた実験は、放射性同位元素と蛍光発色酵素で標識した2種類の脂質ナノ粒子（ワクチン粒子）を用いて体内動態や臓器への集積状態を調べたものです。これは厚労省の資料でも閲覧可能です。

ワクチンに不妊のリスクはないのか？

松田　次の論点として、河野氏のブログでは「ワクチン接種により不妊が起きる」という情報を問題視しており、「コロナウイルスに限らず、どんなワクチンに関しても流されるデマのひとつです」と言いきっています。「これまでのワクチンで不妊が起きたことはありません。今回のコロナワクチンでも不妊が起きるという科学的根拠はまったくありません。……アメリカで行われた3958人の妊婦を対象とした研究で、流産、早産、先天奇形が起こらないことも確認されています」と主張しています。

さらに、ワクチンの成分が体内でどう拡散するかを調べてみたところ、「総放射能回収率では肝臓が最も高く数十％となり、次いで脾臓や骨髄にも多く取り込まれるが、他の臓器にはわずかした蓄積されません」と主張しています。

今回、問題にされた卵巣には０・１％が蓄積しており、肝臓と比較して著しく低く、単にごく微量が一時的に分布したということであり、蓄積というのは明らかな誤りです」と、不妊説を全面的に否定しています。この点についてはいかがでしょうか？

井上　まず、河野前大臣のブログでは不妊と流産の違いを理解しておられず、完全に間違った解釈をされています。

不妊とは、「卵巣での卵子成熟～排卵～成熟精子との受精～子宮への受精卵の着床～安定な妊娠継続」までのプロセスのどこかが障害されて起こる病態です。今回、妊婦さんに接種したところ流産などの問題がなかったというのは、不妊とは関係がありません。

実は妊婦さんに対してワクチン接種したところ、子宮の不正出血や流産が起こった症例が海外で報告されています。少なくともファイザー社のワクチンのリスクが妊婦でゼロであるという大臣の発言は完全な誤りです。

不妊に関しては、卵巣で無事に卵子が発育し、受精して子宮に着床して無事に育っていくプロセスが影響を受けるか否かを観察する必要があります。そのためには少なくとも１〜2年、もしくは数年のレベルで観察する必要があります。若い人たちにワクチンを打って1年以内なので、妊娠率の変化を解析したデータはまだ世界的に報告されていません。

さまざまな臓器へのワクチンの集積に関するネズミの実験では、放射性同位元素と蛍光発色酵素で標識した2種類の脂質ナノ粒子を用いて体内動態や臓器への集積が調べられています。この実験では、ワクチン粒子が一番多く集まるのは肝臓で次が脾臓です。これらは異物を処理する臓器なので集積して当然です。

この集積実験では投与後３００時間まで解析していますが、全臓器への集積データは48時間までしか記載されていません。その中には副腎、卵巣、精巣上体などへの集積データもあります。卵巣には経時的に集積し、48時間で０・１％集積しており、未だ上昇中なのでピークには達していません。ワクチン粒子の血中半減期（β相の値を筆者が解析）は約１週間であり、体内を数週間循環し続けることがわかります。この半減期から計算すると、48

時間は登山にたとえれば1合目程度であり、その後も卵巣へ集積し続けることが明白です。この実験では投与後300時間まで解析しており、さらに多くの集積量を示すデータがあるはずです。大変残念ながら、部外者にはそれを見ることはできません。

実は私は熊本大学在職中にポリエチレングリコール（PEG）で分子表面をコーティングした酵素の体内動態を研究していました。血中投与した抗酸化酵素（SOD）は約5分で尿中に排泄されますが、PEGでコーティングすると血中半減期が3日に延長し、1週間以上体内を循環しうるという研究をしていました。PEGは様々な物質を血中で長期間循環させる作用を持っているのです。

ファイザー社の「脂質ナノ粒子ワクチンの表面をPEGでコーティングする方法」は、薬物動態学的には良いデザインだと思います。そのためにワクチンは長時間循環しながらさまざまな組織や細胞に取り込まれ、そこでスパイクを長期間つくり続けることができるのです。このスパイクが免疫細胞の標的になり、抗体産生や細胞性免疫が誘導される仕組みです。

ところが、遺伝子ワクチンの安全性の前提条件が崩れる情報が出てきました。

ひとつは、ポリオワクチンをつくったことで有名な米国のソーク研究所が「スパイクそのものが血栓をつくる毒である」と発表したことです。もうひとつは、循環器系の医学論文で質の高い『Circulation Research』に「スパイクが血管壁の内皮細胞を障害する」という論文が掲載されたことです。

この2つの論文は「スパイクタンパク自身により血管内皮細胞が障害され血栓症が起ること」を意味しています。体内で血管内皮細胞が障害されると、血液をすぐに凝固させて血栓で出血を抑制します。この血液凝固反応が新型コロナの感染病態の本質が血栓症であること、およびワクチンの副反応の大半が血栓症で説明できる事実と関係しています。

このことから、「遺伝子ワクチンが体内で作用すると血栓をつくらせる凶器になる可能性」が強く示唆されます。

通常、循環器の研究者はこれらの重要論文を読んでいるはずですが、過去1年半はすべての医学会が中止されたり、リモート研究会などで、その情報が専門家や医師の間でほとんど共有されていません。まともな医学教育を受けた医師や厚労省の医系技官にこの情報が伝われば、『ワクチン接種を即時中止する』という医学的判断がなされるはずです。そういう助言をワクチン担当大臣に伝えることが、厚労省の大臣、医系技官、専門家の重要な責務です。

安全性に関しては、今回のファイザー社のワクチンは、まだ「第4相臨床試験」の段階であり、２０２３年の５月に初めて有効性や安全性のデータが揃って客観的評価が可能になるというのが実態です（厚労省ＨＰ）。

安全性評価が2年も先にあるものを「安全である」と言うこと自体が「ワクチン担当大臣のデマ」と言っても過言ではありません。責任ある担当大臣は、ワクチンの安全性に関しては慎重に情報発信すべきであり、ワクチンで重大な副反応が起これば大きな責任を問われることになります。

遺伝子組み換えのリスクは？

松田 「ワクチン接種で遺伝子が組み替えられる」という懸念に対して、河野氏のブログでは「ｍＲＮＡワクチンが遺伝子に組み込まれる可能性はありません」と断言しています。

また「治験が終わっていないので安全性が確認されていない」という指摘に対しては、「mRNAワクチンは、基礎研究、動物実験、治験が省略されることなく実施され、リスクを上回る臨床的に意味のある有効性が確認されています」と述べています。この点についてはいかがでしょうか?

井上　mRNAの遺伝子ワクチンでは、ファイザー製やモデルナ製が日本で使われています。これらについては、「遺伝子情報がDNA→mRNA→タンパク質合成というセントラルドグマに従い、核に入ることはない。mRNAも短時間で分解されて体内に長くとどまることはないので安全だ」と説明されています。

mRNAは、A（アデニン）、G（グアニン）、C（シトシン）、U（ウラシル）という4つの塩基から成り立っていますが、今回のmRNAではUがメチル化修飾されて分解されにくいために長寿命のmRNAとなっています。そのために、体内で長時間作用して大量のスパイクタンパクを産生できるように設計されています。細胞内で生理的に産生されたmRNAとはまったく異なり、ワクチンのmRは長期間作用し続けます。

このブログ中の「ｍＲＡＮが遺伝子に組み込まれる可能性はありません」という記述は、40年前の医学教育では正解です。しかし、エイズウイルスが発見されて以来、レトロウイルスの仲間は逆転写酵素を持っており、ｍＲＮＡやＲＮＡの遺伝情報をＤＮＡに逆転写しうることがわかっています。ＤＮＡになれば、簡単に核の中に入れます。新型コロナは逆転写酵素を持っていませんが、レトロウイルスの感染者はこの酵素を持っている可能性があります。

一昔前まではエイズは世界的な脅威でしたが、最近ではほとんど問題にされません。これはインフルエンザと同様に、免疫系との関係でエイズウイルスも人類と共存して凶暴な問題を起こさなくなったからです。エイズウイルスはヒトの体内で共生しており、それらの方も含めてワクチンの接種対象者になっています。このような方にｍＲＮＡワクチンを打つと逆転写される可能性は否定できません。その可能性はきわめて低いと考えられますが、ワクチンは何億人にも接種されるので、さまざまな可能性を考えて対応することが大切です。これが医学的な基本姿勢です。

最近の研究で、ＤＮＡポリメラーゼシータと言う酵素に逆転写酵素活性がある事が判明しました。ＬＩＮＥ１という遺伝子も逆転写活性に関与することも明らかになりました。

実は新型コロナのＲＮＡ遺伝子がヒトの細胞の核の中に入ったことを示す論文も（PNAS, 2020）も報告されています。

「ｍＲＮＡ型だから人体の細胞の核に入らない」という論拠は既に完全に崩れています。ｍＲＮＡワクチンの安全性や有効性について評価できる時期が２０２３年春であることから、「今の段階で完全に心配なくできあがっている」と明言することは大臣として許されないデマです。きわめて影響力の大きいワクチン担当大臣のブログで、このようなミスリードする情報発信がなされること自体が重大な問題です。これは一例ですが、相当慎重に対応するのが今回の遺伝子ワクチンを使用する際の大前提なのです。

松田　河野氏のブログには「ｍＲＮＡは半日から数日で分解され、ワクチンによりつくられるスパイクタンパクも約2週間以内にほとんどなくなります」とありますが、先ほどウラシル（U）のメチル化修飾のお話があったとおり、今回は長期間とどまる可能性があると考えていいのですか？

井上　ヒトの体内で修飾されたｍＲＮＡがどのぐらい作用し続けるかに関するデータは未だないと思います。ファイザーの内部資料にはあるかもしれませんが、部外者で見た方はないと考えられます。２０２１年に「ｍＲＮＡワクチン接種１カ月後のヒトの血中にスパイク蛋白が存在することが論文で報告されています。ＡＣＥ２と反応するスパイクタンパクの血中寿命は短いので、摂取されたｍＲＮＡ遺伝子は１カ月近く体内で作用し続けると考えられます。

なお、このブログでは意図的にｍＲＮＡのことにしか触れていませんが、ＤＮＡワクチンでは核内に入らないとｍＲＮＡを産生できず、ワクチンとして作用することはできません。これはいわゆる遺伝子組み換え治療薬と同じ原理です。ＤＮＡワクチンの接種を進めるのであれば、体内での遺伝子組み換えの問題を国民に説明する義務があります。

アストラゼネカ製のＤＮＡワクチンに関しては、北欧の国々や英国政府も高齢者以外には接種しないことにしています。ＷＨＯですら高齢者以外には接種しない様に、年齢制限して若い人には打つべきではないとの公式見解を出しています。

現在、何億人ものスケールでワクチンが接種されており、今後、どのような副反応が起こるかは誰にも予測できません。まさにロシアンルーレットの引き金を引いているような状況が、現在の世界的ワクチン事情であると考えられます。

副反応について

松田　マスコミでもよく取り上げられるアナフィラキシーショックについて、河野氏のブログでは「症状が出るのは接種してから2日以内に限られます。これまでのワクチンでも、ほとんどの副反応が6~8週間以内に起きることが知られています。以上のことから、コロナワクチンの長期的な安全性について特段の不安があるということはありません」と書かれてますが、いかがでしょうか?

井上　これは完全なデマです。筋肉内投与後にアナフィラキシーショックが起こるのは接種してから約30分前後が普通です。

今回の遺伝子ワクチンは、筋肉に注射して筋肉細胞で遺伝子を発現させ、スパイクに対して免疫反応を誘導すると説明されていました。

しかし、筋肉はポンプのような機能があり、腕を動かした途端にリンパ系から静脈に移動して短時間で血液循環系に入ります。その時間がおよそ30分です。ワクチンを接種して約30分前後にワクチン粒子が血流に移行し、ヒスタミンを産生放出する肥満細胞などが刺激されてアナフィラキシーショックが起こります。アナフィラキシーショックは接種後30分から1時間前後に起こるのが大半です。これは食物アレルギーでも同様であり、多くの場合は食事摂取後の短時間で起こります。

やがて全身の細胞内でスパイクが産生され始めて血流に入ると、スパイク自体の血栓毒性が発現するとと同時に、異種タンパク質を発現する細胞自体が感染細胞として免疫細胞の攻撃対象になります。前者の反応は接種後数日以内に起こり始め、さまざまな副反応が生じます。ワクチン接種後の死亡者数は2日目が一番多くなっています。スパイクに対する抗体が産生されるには数週間かかりますので、初回接種では免疫学的な問題はそれ以後に起こることになります。しかし、2回目以降ははるかに早く起こります。

今回は2日以内に起こった有害事象に関しては、副反応として補償の対象になりうるので、注意深く検査する必要がありますが、遺伝子ワクチンの副反応は、週単位、月単位、年単位のオーダーでも解析する必要があります。

スパイク自体が血栓をつくる毒であるということがわかっていますので、接種後の短期間で起こった副反応は基本的に血栓形成による副反応として説明できる可能性があります。多量の血栓が肺に生じると息苦しさを覚えます。肺の血栓はCT画像でスリガラス状の間質性肺炎像として認められます。

今回、ワクチン接種後に何かおかしいと自分で異変を感じられた方は、大きめの病院で肺のCT画像を撮ってもらうことが大切です。血液中のDダイマーと呼ばれる検査も血栓症の重要な検査項目であり、この測定を依頼することも大切です。間質性肺炎や血栓の形成が確認された場合は、呼吸困難で重症化する可能性もあるので、医師が注意深く初期対応してくれると思います。

松田　お話を伺っていますと、その症状はまさに新型コロナウイルスの症状と同じように思えます。

井上　そのとおりです。コロナウイルスに感染したときは、スパイクが血管壁のACE2に結合することによって血栓症が起こります。そして、8割以上の人はそれが起こっても無症状で気が付きません。その理由は、肺は片方を臓器移植で他人にあげても予備能が高いので半分で問題なく機能する臓器なのです。そのために、肺が多少血栓で詰まってもあまり呼吸困難や苦しさを感じずに経過します。

ところが、サイトカインストームが起こり血栓が一気に産生される病態に移行すると、今朝まで元気だったお年寄りが夕方に急変して重症化する事態も起こりうるわけです。それはコロナウイルスのスパイクが毒として作用しているからです。

今回のワクチンでは、期待した感染予防効果よりも体内でつくられたスパイクが血栓毒として作用することが判明しました。これは国を挙げて対応する必要がある緊急の重要事項です。

松田　数週間の間に抗体ができる前に血栓症が起こるということに加え、アストラゼネカ社のＤＮＡワクチンでは細胞の核に入り込んで遺伝子に未知の影響を与える可能性と、長期間スパイクタンパクをつくり続ける体になるという問題があります。そうなると長期的な影響が出ることになりますが、その点についてはいかがでしょうか？

井上　mRNAワクチンでスパイクをつくることで血栓毒になります。これがアナフィラキシーショック後に多く出てくる副反応だと思います。接種して数日～数週間以内にさまざまな臓器で起こる副反応の多くは血管障害と血栓症で説明できます。

問題はDNAワクチンを接種した場合で、これは長期間作用が持続します。それが長期間発現することになれば、スパイクを発現した細胞が免疫の攻撃目標になり、自己免疫疾患が誘起されることになります。スパイクがどの細胞で発現したかによって、その細胞が担っていた機能も障害されます。それが血管系であれば、くも膜下出血、脳卒中、心筋梗塞、心筋炎、あるいは皮膚にあざのようなラッシュが生じます。この皮膚症状はモデルナ社のmRNAワクチンで起こりやすいことから「モデルナアーム」と呼ばれる程頻回に認められる副反応です。今後、経験したことのないさまざまな症状が長期にわたって出たときには血栓症や自己免疫疾患を視野に入れて考えることが大切です。

松田　今や、大半の国民がワクチンを接種していますが、その声を伺いますと、1回目よりも2回目のほうが副反応が強いとおっしゃいます。「抗体ができるのは2回目なので2回目のほうが副反応も重くなる」という説明が一般的になされているのですが、打った後しばらくは元気でいても、少し長い目で見ると後で出てくる症状というのは考えられるものでしょうか？

井上　ＢＣＧでも２回接種します。１回だけでは免疫の記憶が十分でなく、２回目で記憶が強化されます。これは学校で授業を受けた後に家で復習するとよく覚えられる事と似ています。２回目を打つことで、より強固な免疫記憶が形成されるのです。ファイザー社やモデルナ社のワクチンも２回打つのが原則です。この際に副反応も２回目の方が強く現れます。一般に副反応は男性よりも女性のほうが２倍以上起こりやすいことがわかっています。一方、若い方では副反応として心筋炎が生じるが、この場合は男子の方が女性よりもはるかに多いことが判明しています。男女で副反応の起こり易さに差があるメカニズムは不明です。

ｍＲＮＡワクチンと異なり、アストラゼネカ社のＤＮＡワクチンは遺伝子組み換えで細胞の核に入った後にワクチンとして作用する仕組みで１回接種で十分ですが、２回打つとさらに有効と言われています。この場合は異物であるスパイク蛋白が半永久的に大量生産されることになり、その影響が長期にわたると考えられます。ワクチンにより免疫系が活性化されると異物のスパイクを産生している細胞が免疫的攻撃対象となり自己免疫疾患を誘起する可能性も考えられます。この様な可能性と副反応の強さから、北欧ではアストラゼネカ社製ＤＮＡワクチンを不使用とする国が多く、行き場を失ったＤＮＡワクチンが日本枠に割り当てられてきました。その経緯を知っている日本政府は国内での使用に慎重であり、その一部を台湾政府に譲渡したところ短期間で多くの死者が出ました。中国と厳しい緊張関係が続く台湾は日本との友好関係を大変重視しており、ワクチンの譲渡に関して日本の新聞の1面で感謝の意を述べると同時に、「日本から頂いた貴重なワクチンは先ず在台日本人に優先的に使用させて頂きます」とアナウンスしました。台湾外交の強かな一面が伺われますが、〝買った魚が腐っているのでお隣に差し上げるような行為〟は後々の日台関係に禍根を残すことになりかねません。

コロナ禍脱出の処方箋

松田　いずれにしても、２０２３年の春までが臨床治験の目安になっており、今は世界中で人体実験をやっているようなものだということになるわけですね。

井上　そのとおりです。パンデミックとインフォデミックにより煽られた恐怖心がパンドラの箱を開かせたということです。これが致死率10％のSARSや40％のMERSのような強毒株であれば、多少のリスクには目をつぶってもワクチンを打つ意味があります。しかし、今回の新型コロナは圧倒的多数が無症状で経過する無症候性感染なのです。そして亡くなっているのは、免疫的リスクや既往歴のある高齢者が大半です。そのために、ハイリスクの方だけを集中的にケアすれば十分です。そのような高齢者を保護するために、感染リスクがきわめて少ない若者にワクチンを接種することは、医学的には言語道断であり、極めて非常識です。まともな医学教育を受けた医者がスパイクが血栓毒であるという事実を知れば、ワクチンを打つのをやめるでしょう。これが日本の医学教育を受けた医師がすべき基本的対応と思います。

松田　先ほどのお話にもありましたとおり、これから妊娠する可能性がある方や子どもはできるだけ避けるべきだということは、もっと徹底したほうがいいように思いますね。

井上　「できるだけ」ではなくて、「若者に打ってはいけない」のです。

医学的に薬害が起こることがわかっているのに接種することは医療犯罪です。薬品の添付書類には、「こういう人には投与してはいけない」「こういう時には投与してはいけない」などの注意書があります。スパイクが毒であるという論文が報告されている状況で接種することは、医師の注意義務違反になりかねません。若い世代に接種することは最悪の事態を誘起する可能性があります。

ワクチンは何千億円もする高い買い物でしたが、買ったから使わなければいけないわけではありません。それを無理に使用するとさらに薬害を広げてしまい、二重の負債を背負ってしまいます。日本人はすでにコロナ免疫が記憶された状況にあることを前提に、海外でのワクチン接種の状況を冷静に見きわめることが必要と思います。

松田　今はとにかく「ワクチン頼み」になっています。ワクチンが普及すればすべてを乗りきれるだろうということで、ワクチンを接種することが正義のようになってしまっています。しかし、そのワクチンがこれだけリスクが懸念され、医療的には間違いだったというお話がありました。このような実情を聞くと、ワクチンには大きな健康リスクや命のリスクがあることがわかります。この問題について、まず何を優先すべきかを政府も認識する必要があります。そういう中で、われわれはこの先をどう迎えていけばいいのか、最後に井上先生のご意見を伺えればと思います。

井上　日本も含めて世界中で変異株が次々と誕生しています。しかし、これまでに第5波も経験してきた多くの日本人には交差免疫力の記憶が更新されており、たいていの変異株なら十分対応可能であるというのが医学的事実です。残念ながら、若い医師や研究者はこのような教科書的な感染論の教育を受けていません。

今後も新たな変異株が誕生しますが、それらに緩やかに罹り続けることが免疫力の免許更新になるという免疫学の基本概念を思い出し、正しく対応することが大切です。

今、日本にまん延している新型コロナウイルスは大半の日本人にとって弱毒株になっています。普通の生活を続けながら、知らず知らずに自然に暴露し続ける。新型コロナ誕生前までの普通の風邪のウイルスと同様に、彼らと動的平衡で共存する対処法が重要です。これが自粛とかロックダウンといった過剰反応をせずに、粛々と日常生活を再開する。

ポストコロナ時代への基本的な処方箋です。ウイルスは永遠に変異し続けるので、時にはＳＡＲＳやＭＥＲＳのような強毒株が突発的に誕生します。厚労省や専門家は、そのような場合も想定しながら対応策を準備し、注意深く観察し続けることが大切です。

松田　お話を伺うと、河野大臣の「ワクチンデマについて」というブログ発信は問題が多く、ワクチンに頼ることはまだできる状態ではないこともわかりました。

やはりわれわれ日本人の場合は、これまで何度も免疫訓練を経てきたことなどの状況を踏まえて、免疫学の基礎知識に立脚した対処法へと根本的に組み直したほうがいいのではないか。このことをもっと訴えていかなければならないと思いました。

特別
番外編

新型コロナ最新Q&A

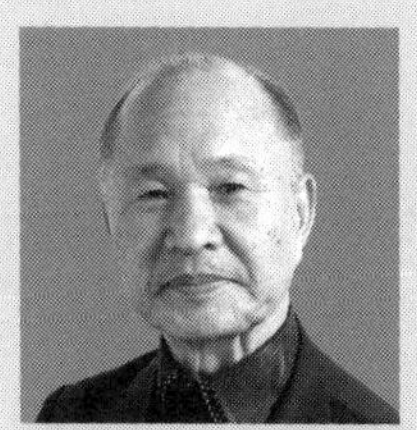

井上正康

質問作成　方丈社編集部

Q

クーラーの下でお腹を冷やすと発症する夏風邪は、通常は少し胃腸症状が出る程度で3日ほど寝たら治るものでした。しかし、今年の夏に流行ったデルタ（δ）株は夏でも多くの方々が強い症状を経験されたようです。やはり強毒化したのでしょうか？

A

確かにデルタ株は感染力がかなり増強した「タチの悪い風邪ウイルス」といえます。これはスパイクの2箇所に突然変異で＋荷電が2個増えたことでACE2への結合力が増加して感染力が更に強くなったことが原因と考えられます。2021年の夏前には日本人感染者の80％以上がアルファ株でしたが、わずか2カ月程でデルタ株に上書きされました。その際、急速に多くの日本人が無症候性感染して集団免疫が確立し、ピークアウト後に速やかに収束したと考えられます。そのために感染者数は増えましたが、重症化率や死亡率は確実に下がっています。

今後誕生する新変異株はデルタ株よりも更に感染力が強い可能性があり、高齢者で既往歴のある方は注意が必要です。

Q

マスクの効果について、先生はデンマークの比較試験の結果を説明され、マスクには効果がないとおっしゃっていました。日本では100％近い装着率ですが、今でもマスクの効果に関しては無効とお考えでしょうか？

A

デンマークの試験は5000人規模で行われたランダム比較試験の結果であり、「無効であったこと」は実験的事実です。

咳やくしゃみのあるインフルエンザ型の発症者ではマスクに他者への感染を抑止する効果があります。しかし、血栓症と糞口感染を主体とする新型コロナはインフルエンザとは異なる病態ですが、多くの医師や専門家がこれを知らずにインフルエンザと同じ対策をしています。これが感染を防げない重要な原因のひとつです。

人は無意識に手で口や鼻を何度も触りますので、トイレのドアノブや物の表面を介する接触感染には、マスクも多少は効果がある可能性は否定できません。一方、マスクをつけていると息苦しく、発育期の子供や肺機能の低い高齢者ではpO2（酸素分圧）が顕著に低下して脳機能に悪影響を与えます。とくに幼児や子供の脳はお母さんや他者の表情を言語的に読み取って学習しながら育つので、マスクはメンタルな発育にも深刻な悪影響を与えています。

Q

「スパイクタンパク自体に血栓をつくらせる毒性が存在することが明らかになり、こちらのほうが大きな問題である」と指摘されています。そうなると旧型の土着コロナや他の病原コロナウイルスのスパイクタンパクにも毒性があるのでしょうか。それとも新型コロナのスパイクタンパクのみが例外的で毒性を持つのでしょうか？

A

130年前のロシア風邪をルーツとする旧型の土着コロナには4種類のグループが存在し、その中の一種類（OC43型）は新型コロナと同様にACE2を介して感染します。他の3種類の旧型コロナのスパイクは「上気道粘膜のシアル酸に結合するインフルエンザ型の感染特性」を有しています。子供のころに「喉が腫れて痛かった風邪」は主にこのタイプであり、ACE2をターゲットとする新型コロナの感染機構とは異なります。専門家の多くがそのことを知らずに「インフルエンザと同様に飛沫感染する」と思い込んでいることが感染対策が失敗している主因でもあります。

旧型コロナでOC43と呼ばれるウイルスはACE2を介して感染しますので、新型コロナのスパイクのみが例外的とは言えません。昔から「タチの悪い風邪」にかかると、「頭痛、疲労、筋肉痛、関節痛、下痢、味覚や嗅覚の障害など」が起こっていました。とくに高齢者では「風邪は万病の源」として注意喚起されており、病床のお年寄りを冥土へ送ってきたのがこの「タチの悪い旧型コロナ」だったと考えられます。

「ACE2を介する旧型コロナOC43株と新型コロナのスパイクが血栓毒である事実」が判明し、ロシア風邪以来130年ぶりに「タチの悪い風邪の病態」が分子レベルで明らかになりつつあります。

Q　コロナの診断では、やはりＰＣＲ検査が不可欠なのでしょうか？

A

これはＹＥＳ&ＮＯですね。２０２０年9月に発表された論文で「ＰＣＲで遺伝子断片を増幅する際のＣｔ値が20サイクル以下でＰＣＲが陽性になる場合は感染力のあるウイルスが唾液内に存在すること」が証明されています。このような場合に「咳をする患者では飛沫感染の可能性もありますので、マスクも有効」と考えられます。しかし、40〜45サイクルでは感染力のない遺伝子のカケラが大半であり、数個のカケラで陽性になります。通常、ウイルス感染には数千〜数万個の感染力のあるウイルスが必要であり、遺伝子のカケラでは感染は起こりません。このためＷＨＯですら「ＰＣＲ検査を35サイクル以上で用いてはならない」とホームページで警告しています。日本はそのルールを破って40〜45サイクルの条件で測定しており、偽陽性者を大量生産しています。これは英国や米国でも同様であり、やっとその誤りに気づいた米英では２０２１年度中にＰＣＲ検査を診断基準から除外することを決めました。今後は抗原検査や抗体検査などが主体になり、PCRの誤用による人災被害は激減すると思われます。

Q

すでに日本人の6～7割以上がワクチンを接種していますが、その毒性はただちに発現するのではなく、時間が経過してから現れるものなのでしょうか？

A

遺伝子ワクチンの弊害は多段階で発現します。

①接種30分前後がアナフィラキシーショック
②数日～数週間以内がスパイクによる血栓毒
③1カ月以降から生じるのが異物のスパイクに対する免疫反応による免疫病態
④ADEによる抗体依存性感染増強

②と③は約2週間に1回の頻度で突然変異する変異株と個々人の免疫系との関

係に影響され、数カ月〜数年のスケールで起こる現象です。④はいつ起こるかは不明です。ワクチン先進国で3回目のブースターショット直後に感染が激増しているシンガポールやイスラエルではADEの可能性を考慮する必要があります。日本でも大阪大学の荒瀬研究グループが患者血中にADE抗体が存在することを証明して学術雑誌『Cell』に報告しました。このために、日本でもワクチンの接種が進むとADEによる被害が深刻化する可能性が危惧されており、今後の慎重な観察が必要です。

Q

新型コロナウイルス感染症から回復した人では、それまで腎臓疾患がなくても腎臓が障害され、軽~中等症患者が増加しており、やがて透析や腎臓移植が必要となる可能性が米国腎臓学会誌に報告されています。感染者の母数が多いことから、末期腎臓病になる可能性が考えられますが、いかがでしょうか?

A

腎臓では「抗原抗体複合物が蓄積すると糸球体腎炎を起こすこと」が古くから熟知されています。スパイクタンパクが主要な抗原なので、ウイルス由来でもワクチン由来でもスパイクとの抗原抗体複合体が生じます。したがって、感染者のみならず健常人でもワクチン接種を繰り返すと腎機能が障害され、日本でも透析患者が増える可能性があります。

Q

新型コロナの主要な感染ルートは糞口感染ということですが、糞口感染だけでこれほど早いスピードで全体に広がるのでしょうか。デルタ株の感染力を接触感染のみで説明することは可能でしょうか？

A

ＰＣＲ検査で増幅回数が20サイクル以内で陽性になる場合は、唾液中に感染力のあるウイルスが検出されており、飛沫感染する可能性もあります。しかし、圧倒的多数が無症候性感染している新型コロナでは、「トイレから便座や生活用品の表面を介して接触感染すること」、および「その感染には時差があることから、人同士の直接的接触は不要である事」が重要なポイントです。トイレは万人が毎日利用する場所であり、糞口感染では公共のトイレが最大のホットスポットになり得ます。そのために、アルコールの噴霧型消毒器は店の入り口ではなくトイレの中に置き、使用前後でシュッとひと吹きすればいいですね。女性の場合はハンドバックにミニサイズの噴霧器を携帯すれば、どこにでも安心して出かけられます。

なお、PCR検査で増幅回数が20サイクル以内で陽性になる場合は、唾液中に感染力の　あるウイルスが検出されており、飛沫感染する可能性もあります。非常に感染力の強いデルタ株などでは接触感染以外に飛沫感染も関与しうると考えられます。

Q

ワクチン接種者で「ブレイクスルー感染と呼ばれる再感染」が顕著であり、海外ではこれに対してワクチンの3回目投与（ブースター接種）が始まっています。その危険性や弊害の回避は可能でしょうか？

A

以前から獣医学の分野では「変異速度が速くて抗体の寿命が短いコロナウイルスにはワクチンが無効であり、抗体依存性感染増強（ADE）で逆にリスクが高まる可能性」が熟知されています。ワクチン接種率が高い国々でブースター接種後に感染が急増していますが、これがADEによる可能性が危惧されています。早急にその可能性を解析する必要があります。

「ワクチンで産生されるスパイク自体が血栓を形成させる毒であること」が判明している現時点では、ブースター接種はさらに被害を増加させる可能性が高く、早急に中止すべきと考えられます。世界中の専門家も「今回のワクチンが基本的に失敗であったこと」に気づき始めており、そのような論文が報告され始めています。しかし、ワクチンを強権的に接種してきた国々では政府の責任問題が大きいため、政治的な配慮で科学的な政策転換には時間がかかります。したがって、一人でも多くの方々がワクチンに関する科学的に正しい知識を共有して自分や若い世代を守ることが大切です。

Q

「ワクチンによるスパイクタンパクは数週間で消えてしまうので、後々まで影響することはない」と言われていますが、これは本当でしょうか？

A

それは間違いですね。ネズミを用いたワクチン粒子の体内動態実験で「血中に移行したワクチン粒子の半減期（β相）は約1週間であり、約1カ月間ほどは血中を循環しながらさまざまな組織に取り込まれ、そこでスパイクを産生し始めます。その中でも異物処理に関与する肝臓や脾臓などに数十％ほど取り込まれますが、ホルモンの代謝臓器である副腎や卵巣にも蓄積しています。卵巣では48時間後に投与量の0・1％が蓄積しており、それ以後も増加し続ける事が示唆されています。ヒトでの代謝速度はマウスの1／10〜1／100程度なので、ワクチンの代謝・発現・分解反応は遥かに緩やかに長く続きます。事実、「ワクチン接種1カ月後のヒト血中にスパイクが検出された」との論文が報告されています。

Q

コロナに感染しても、軽症ですむ人もあれば重症化する人もあります。重症化するかしないかの分かれ目は、どんなところにあるのでしょうか？

A

新型コロナは〝感染力が強くなった冬型の風邪ウイルス〟です。風邪は万病の源であり、昔から心筋梗塞でもがんでも脳卒中でも、最後に死ぬときは大半が風邪で三途の川を渡っていました。旧型コロナも新型コロナも免疫力が低下した高齢者が高リスクなのです。これは世界共通の現象です。

免疫の7割は腸管免疫でコントロールされており、腸内細菌のバランスが免疫特性に対して重要な影響を与えています。昔から食物繊維の多い海藻や根菜類などを食べると健康に良いと言われるのは、食物繊維が腸内細菌の主食であり、腸内細菌の多様性を広げて免疫のバランスを整えてくれるからです。

腸内細菌が食物繊維を食べると、酢酸や酪酸などの短鎖脂肪酸が生じ、腸の蠕動運動が活発になり便秘を解消してくれます。酪酸はリンパ球の細胞膜受容体G

PR43に結合して炎症反応を暴走させないように制御しています。

実は脂肪細胞にも同じ受容体GPR43があり、これに酪酸が結合すると脂肪を溜める反応が抑制されてスリムになります。リンパ球の炎症反応と脂肪細胞の増減は食物繊維から生じる酪酸により同時に制御されているのである。食物繊維を多く摂取すると酪酸が生じ、脂肪細胞がスリムになると同時にリンパ球が暴走しなくなるのです。肥満は生活習慣病の共通因子ですが、その根本にはリンパ球の炎症反応が関与しているのです。食物繊維の摂取量が少ないと肥満になりやすく、免疫系のバランスが崩れて炎症が起こりやすくなります。肥満者では炎症が起こり易く、アメリカでの新型コロナ感染者でも肥満の方々が圧倒的に多く亡くなっています。

したがって、食物繊維を多く含む根菜類などを多く食べ、できるだけ過食をしないで健康的な食生活を送ることが、コロナ感染による重症化を予防するためのポイントになります。

たとえば、一汁三菜といわれる日本の伝統食は、腸内細菌のバランスを整えるうえでも非常にいい食事です。

Q

コロナの感染実態が次第に明らかになるにつれ、日本人にとっては当初恐れられていたような、42万人も死亡するという事態にはなりそうにないことがわかってきました。それもかかわらず、日本社会が〝コロナの恐怖〟からなかなか脱出することができないのは、なぜでしょうか？

A

恐怖感はホモ・サピエンスが生き残るための重要な無意識的生存機能です。それがあるから危険を回避し、猛獣に近づいて食べられたり、毒ヘビにかまれたりせずに生き残ってこれたのです。

これは病原体に対しても同様です。病原体に対して危険な行為をした人は、そこで間引かれてしまいます。意識的であれ無意識的であれ、そうしなかった人たちだけが生き残ってきました。

今回のインフォデミックを引き起こした最大の要因はメディアですが、彼らが使ったのが恐怖感を煽るという手法です。そういう原始的な恐怖感は、ふだんは脳の一番奥で眠っていますが、何かあったときに瞬時に目を覚まします。そして、連日テレビの映像でニューヨークやミラノの修羅場を見せられたことで、「明日は東京がニューヨークになる」などと過剰反応をもたらしました。

恐怖感は、人類が生きるか死ぬかの時代を生きていたときはプラスに働きました。ところが、平和な時代にメディアで煽られると、一気に暴走する原因になります。私たちに組み込まれている内部記憶は、すべて生きるためのソフトとして無意識世界で働いています。そういうことも今後の科学として考えていくべき重要なテーマです。

Q 「ウィズコロナの時代」とは、どんな世界なのでしょうか？

A

実は私たちは、この新型コロナ騒動が起こる前から、ずっと「ウィズコロナの世界」を生きてきました。

「新型コロナ」と名づけられたということは、旧型のコロナがあることを意味します。今から約１３０年前に「ロシア風邪」が流行し、当時世界で１００万人が亡くなったといわれています。このときの原因ウイルスがコロナウイルスであると考えられます。

以来１３０年間、突然変異を繰り返しながら、２０１９年までは旧型のコロナとして、私たちの風邪の原因になっていました。

分子レベルで調べると、旧型コロナウイルスは四つのグループに分かれ、そのうちの一つが今回の新型コロナと同じＡＣＥ２受容体を介して血管の壁に感染することがわかっています。昔から「タチの悪い風邪」にかかって亡くなる高齢者は、めずらしくありませんでした。これがＡＣＥ２受容体を介したコロナウイルスによるものであった可能性があります。つまり、今と似たような状況は昔からあったということです。

ただし、今回の新型コロナほど感染力は強くありませんでした。

残りの３種類のコロナウイルスは、インフルエンザと同じように、のどの粘膜にあるシアル酸という受容体を介して感染します。私たちは、子どものころからのどが痛くなる風邪にかかってきました。これは比較的軽症で、ほとんどの人はのど飴を舐めながら２～３日寝ていれば治るものでした。

こうして、私たちは１３０年間、のどを痛めたり、少々熱を出したり、２～３日寝込んだりしながらも、旧型コロナウイルスの集団と共存しながら日常生活を営んできたのです。

「ウィズコロナ」とは、これから訪れる何か新しい世界ではなく、すでに１３０年間、私たちが生きて暮らしてきた世界と同じなのです。それが分子レベルから見た「ウィズコロナ」の世界です。

ウイルスも人類も自然の一部です。人体を形成する遺伝子のおよそ３割はウイルス由来です。人体の機構そのものがウイルスの存在とつながっています。残り7割の遺伝子も腸内細菌などの共生微生物に由来しており、これらを使い回しながらホモサピエンスへと進化してきたのです。ウイルスや細菌などの微生物を否定することは、人間の生存を否定することにほかなりません。ウイルスなどの微生物との共生――それが私たち人類が生きる道なのです。

おわりに

本書をお読みになると、これまでの新型コロナをめぐるマスメディアの報道も、政府の施策も、テレビに出てくる専門家たちも、この問題についてはいかに当てにならない存在なのか、気づかれることと思います。私も、この一年半ほどは驚きの連続でした。

専門家ではない私でも、コロナに関する知見では、世界中の最新の医学的、疫学的な研究成果に基づいて発信されている井上正康先生の見方が最も理屈が通っていると判断できます。ところが、PCRとメディア報道で世界中の人々を恐怖に陥れ、ワクチン接種に走らせる…この方向に反する科学的見解は、井上先生の論だけでなく、その多くがデマ扱いされ、メディアからは無視、SNSでは言論弾圧の対象になっています。他国に比べて数十分の一の感染状態が続いたこの日本でも、行動自粛やワクチン接種に向けて強い同調圧力が働いてきました。日本が第二次大戦へと踏み切ったときも、冷静であるはずのドイツ民族がナチスに煽動されたときも、もしかすると似たような状況だったのかもしれません。

すでに多くの国民が何かおかしいと気付き始めています。第5波が収束し始めた頃、麻生太郎副総理（当時）までが、これまでの行動制限措置に疑問を呈し、「もう少し、プロといわれる方々が正確な情報を出していただけることを期待している」と発言しました。まさに、そうしたプロによる正確な情報を、井上先生が本書で提供しています。

ここから示唆されるのは、元々ウイルスはヒトの体の一部を成すものであって、新型コロナウイルスも、その変異による感染力の増強と、感染による人間側での免疫力の強化が繰り返されながら、いずれ両者の平和的な共存が達成されていくことです。これは、訪れるたびに高くなる感染の波に人類はどう向き合うべきかを示すものでしょう。従来の風邪やインフルエンザを上回る猛烈な感染力で世界中に広がった新型コロナへの感染を、人間の力で止められると考えること自体が甘い…。私たちにできるのは、感染しても発症しないよう免疫力を強化することと、発症した際に重症化や死亡を抑える医療体制の整備です。

これまでの対策は医療政策よりも、とかく感染を止めようとするあまり、社会政策の側での活動制限に重点が置かれてきましたが、これで国民が家にこもれば、逆に、免疫力を弱めることにもなってしまいます。今回の遺伝子ワクチンは、世界的権威である米国の研究所が毒性を指摘しましたが、自然感染で得られる免疫のほうがずっと強くて持続的です。

私は現在、「常識が通用しない非常識」として少なくとも次が挙げられると考えています。

・感染が拡大しては収束する原因について、なぜ誰も言わないのか…

免疫学の立場からみれば、感染拡大の波のたびに毎回、集団免疫が達成されて自然収束してきたのは常識です。

・ウイルス感染症対策の唯一の道である免疫のことを、なぜ誰もきちんと言わないのか…

政府の最大のコロナ対策となるべきなのは、そして今後の感染症に対する最大の危機管理策とは、生活習慣の改善などによる「免疫力増強国民運動」の呼びかけだと思います。

・インフルエンザとの比較をなぜしないのか…

毎年、日本では新型コロナより2桁も多い発症者を出すインフルエンザに対して、もしPCR検査をしていたら、今回とは比較にならない大パニックになっていたでしょう。インフルエンザも恐ろしい病気です。新型コロナでは現時点でまだ死者が出ていない子どもたちが、インフルで大勢亡くなってきました。

ほかにもたくさんあります。発明者が絶対に使ってはいけないと言い遺したPCR検査に頼ることに、なぜ疑問の声が出ないのか…、新型コロナの死者数や重症者数を過大に報告させていることが、なぜ批判されないままなのか…、昨年の日本ではインフルエンザウイルスが新型コロナウイルスに置き換わってくれたおかげで死者が減ったのに、なぜ新型コロナだけを怖がるのか…、流行当初はやむを得なかったペスト並み？の危機管理を続けてまで、なぜ医療の基本（医療の対象は発症者）に戻ろうとせず、重症者や死者をあえて増やすような隔離政策が続けられるのか…、新型コロナウイルスの感染は糞口感染がメインなのに、なぜ空気感染を前提とした対策ばかりとっているのか…。国際社会で広がるワクチンパスポートの活用がいかに常識外れかについても、本書で述べられたとおりです。

コロナインフォデミックの中で、私たちが築いてきた社会はいつの間にか、常識が通じず、多様な科学的な見解も顧みられない不健全な社会へと変貌していないでしょうか。同調圧力や相互監視に慣れていくうちに、私たちのマインドまでが理不尽さというものに鈍感になっていないか。いずれウイズコロナの世の中が実現しても、人々の意識や経済社会に癒されない大きな傷が残るとすれば、それこそが本当のコロナ禍だといえるでしょう。

この二年、ウイルス以外にも世界中に蔓延する社会的弊害の例を挙げればキリがありません。何かが狂っている…「陰謀論」を信じない人にも、そこに何らかのグローバルで全体主義的な力の存在を感じさせるものがあります。これから日本の政治に打ち立てるべきなのは、これに対抗する「自由社会を守る国民国家」という新しい軸なのかもしれません。

コロナ「第6波」だけでなく、将来のパンデミックから私たちの自由と健康、健全な生活や経済社会を守るために何よりも必要なのは、やはり、感染症に対する正しい知識を人類社会が共有することだと思います。本書が、人間の自由を守るために不可欠な自立的で論理的な思考の大切さを皆さまと共有することに少しでもつながることを願っております。

最後になりましたが、正しい知識に基づく正しい政策への局面転換は、コロナに対する免疫状況が欧米とは出発点から決定的に異なっていた日本だからこそ、世界に先駆けて実行できるものだと思います。本年9月28日に、松田政策研究所の主催、参政党の後援により、東京都内でシンポジウム「新政権に対し新型コロナ対策のモードチェンジを求める!」が開催され、井上正康、松田学を始めとする13名の専門家・有識者が名を連ねた「新型コロナウイルス対策の科学的基準再設定について~提言~」が、この場で公表されました。

本書に掲載いたしますので、ぜひ、こちらもご一読の上、コロナ騒動を本当に終わらせるための日本のモードチェンジを一緒に応援していただければ幸いです。

松田　学

付　録

新型コロナウイルス対策の科学的基準再設定について提言

2021年9月28日　新型コロナ対策の局面転換を求める専門家・有識者グループ
起草：井上正康、小川榮太郎、松田学

新型コロナ対策のモードチェンジを求める専門家・有識者グループメンバー

井上正康
大阪市立大学名誉教授（分子病態学）

松本尚
日本医科大学特任教授

大橋眞
徳島大学名誉教授

村上康文
東京理科大学教授

高橋徳
ウイスコンシン医科大学名誉教授

吉野敏明
誠敬会クリニック銀座院長　歯科医師

武田邦彦
工学者

小川榮太郎
文芸評論家、日本平和学研究所理事長

松田学
松田政策研究所代表、元衆議院議員

神谷宗幣
参政党事務局長

南出賢一
泉大津市長

矢作直樹
東京大学名誉教授

赤尾由美
アカオアルミ取締役会長

提言

1. 政策転換に向けての基本的考え方

新型コロナウイルスSARS-COV-2が発生して1年半以上が経過し、世界中の専門家が様々な解析を続けてきた結果、その各種の特性が明らかとなり、今では相当部分が既知のウイルスとなりました。

この間に日本では「PCR検査陽性者の波(陽性波)」を5回も経験してきました。世界中でインフルエンザを激減させた新型コロナウイルスの感染力は驚異的ですが、それに対する抗体が短寿命であることから再感染の予防は困難ではあるものの、感染によって生まれる免疫力が記憶されるため、後続の感染では重症化率や死亡率が抑制されていきます。「自然感染が最良のワクチンであることは、感染免疫学の教科書的事実」です。

日本ではPCR陽性波の度に新型コロナウイルスに対する免疫記憶が国民の間に広がり、ワクチン接種も本年11月には希望する大半の国民に行き渡る目途が見えており、新変異株に対する重症化率や死亡率は低下し続けております。

約2週間に1回の速度で変異し続ける新型コロナウイルスでは、半永久的に繰り返されるPCR陽性波の度に国民の行動抑制策を行えば、国が崩壊してしまいます。

通常、変異しやすいRNAウイルスの場合、感染力が増強した変異株が旧株を上書きして免疫力が更新され、宿主の人間との間で動的共存関係を達成した状態で、医療としての感染症は収束すると考えられています。これは、新型コロナウイルス感染症が毎年経験してきた風邪や季節性インフルエンザと同様の存在になることを意味します。

新型コロナウイルスがパンデミックとなった当初は、新興感染症への基本的対応策として、国民全体の行動を抑制する方式によって感染を予防する措置が講じられました。しかし、本ウイルスの属性の相当部分が明らかになるに連れて、これまでは過剰気味であった対策を安全に緩めていくことが可能になりつつあります。

現在のように社会経済活動や国民の行動を抑制し続けることは、社会経済的機会の喪失のみならず、自殺や精神疾患を含む様々な面において国民に多大の犠牲を強いており、日本全体の今後の活力や成長、次世代の未来などを総合的に考えれば、今回の第四度目の緊急事態宣言の終了をもって、新型コロナウイルス感染症対策は大幅に局面転換すべき時期を迎えていると考えられます。

そこで、既に明らかにされた科学的知見に基づき、コロナ禍の収束に向けて抜本的な政策転換（ＰＣＲ検査陽性者数を国民の行動制限措置の根拠とすることを中止するなど）を含め、新政権及び政府に科学的基準を再設定することを提言いたします。

その基本は、これまで人類社会が経験してきた「人間とウイルスが適度に平和共存する状態へ着地する収束戦略」です。本着地点では、新型コロナウイルスも私たちが昔から罹患してきた風邪や季節性インフルエンザのウイルスと同等の存在として扱われます。

これまでも日本人は風邪やインフルエンザの感染予防に努めてきましたが、今回の経験を基に一層の予防に努めながら、国民の社会経済活動等を正常な状態に戻すことを目指すべきです。

政府や自治体等の新型コロナウイルス感染症対策に対しては、今後、以下に提言する通り、PCR陽性者数の抑制よりも、発症者のケアや重症化の予防などに、より一層重点を置くことを求めるものです。そのもとで、国民各位においては、ウイルス感染症に対する基本的な防御力である「免疫力の強化維持とその源泉である健康増進」に、より強く取り組まれることを期待します。

2. 科学的基準の再設定

(1) 政策判断の基準の変更

①政府及び自治体等による新型コロナウイルス対策を、「PCR検査陽性者数（≠感染者数）の抑制から、重症者数や死者数を抑制する政策へ転換」する。

②これに伴い、「感染拡大抑制の為の緊急事態宣言、まん延防止等重点措置、

自粛要請などの国民行動抑制措置（社会的距離戦略）は行わずに社会経済活動を正常化」する。仮に同措置を採る場合でも、「判断の基準としてPCR検査陽性者数（＝感染者数）を基準としない」ことを基本とする。

③重症化や死亡率を抑制するために、今後は以下の対策に重点を置く。

（ⅰ）医療資源の拡充…新型コロナ対応ベッド数や医療機器のさらなる拡充。

（ⅱ）治療薬の開発・活用…重症化を抑制する医薬、軽症・中等症Ⅰ、中等症Ⅱ、重症者のそれぞれの段階に適合する医薬の開発・承認・普及の促進。

④ワクチンについては、本年11月までには希望する国民全員が接種できる状況となるが、その後も、希望する国民が接種できる状況を確保する。ただし、ワクチンは各国民の自主的な判断に基づく任意接種によるものであることが前提であり、国民各界各層に対しては、接種証明を広範に活用することを含め、接種の事実上の強要につながる行為等を慎むことを要請することとする。特に、死亡率が極めて低い世代である若者世代、なかでも、接種に伴うリスクとベネフィットに関して自ら判断することを求められない子ども世代に対しては、接種の強要は行わない。ワクチンパスポートについては、これに代わるものとして抗体検査を普

及させ、各国でも広く活用することを国際社会に働きかける。

(2) 検査に関する基準の変更

①健常者、無症状者へのPCR検査による感染症判定を原則として廃止する。従来の季節性インフルエンザと同様、症状のある人にのみ、医師が所要の検査を実施して診断することを原則とする。

②PCR検査の陽性判定をもって「感染者」として報告することを原則として停止する。

③医療機関において新型コロナウイルス感染症を検査する際には、医師の判断により、抗原検査、抗体検査、肺CT画像検査や血栓症のマーカーである血中Dダイマーの測定などを行うことが、有効かつ現実的な方法である。仮にPCR検査を実施する際には、Ct値30以下での使用を条件とする。

④医療機関以外において新型コロナウイルス感染症への罹患状況を把握する必要がある場合には、PCR検査ではなく、抗原検査や抗体検査によるものとする。

（3）医療及び隔離措置に関する基準の変更

①医療機関が対応するのは「ＰＣＲ陽性者ではなく発症者である」という医療の基本に立ち返り、以下に医療資源を重点配分する。

（ⅰ）他者に感染させるリスクのある発症者を割り出す（抗原検査や高感度抗体検査）

（ⅱ）発症者に対するケア

（ⅲ）発症者からの二次感染を防ぐ方策

（ⅳ）発症者の重症化抑制策

（ⅴ）重症者対策

これにより医療崩壊を防ぎ、国民に対して必要な医療全てが適切に提供される体制を確保する。

②右を可能とするために、「新型コロナのＰＣＲ陽性者を隔離する対策を改め、現行の指定感染症分類の運用を2類（実質はペスト並みの１・5類相当）から、季節性インフルエンザ並みの5類以下の運用へ変更する。

―以上―

参考文献

【新型コロナウイルス感染症について】
· https://www.mhlw.go.jp/stf/seisakunitsuite/bunya/0000164708_00001.html
· https://www.mhlw.go.jp/content/10906000/000589260.pdf
· J Taubenberger, The mother of all pandemics. Emerging Infectious Diseases, 12, 15 (2006)
【新型コロナ感染病態】
· Q X Long et al, Clinical and immunological assessment of asymptomatic SARS-CoV-2 infections. Nature Med. 26, 1200 (2020). https://doi.org/10.1038/s41591-020-0965-6
· A L Rasmussen, SARS-CoV-2 transmission without symptoms. Science 371, 1206-1207 (2021). DOI: 10.1126/science.abf9569
· S Bilaloglu et al, Thrombosis in hospitalized patients with COVID-19 in a New York City Health System. JAMA. 324, 799-801 2020. doi:10.1001/jama.2020.13372
· A Carfi et al, Persistent symptoms in patients after acute COVID-19. JAMA. 324, 604 (2020)
· A Nguyen et al, Human leukocyte antigen susceptibility map for SARS-CoV-2. J Virol, 10, 1128 (2020)
· S Giovanni et al, Association of BCG vaccination policy and tuberculosis burden with incidence and mortality of COVID-19. https://doi.org/10.1101/2020.03.30.20048165
【感染経路】
· Neeltje van Doremalen, Aerosol and Surface Stability of SARS-CoV-2 as Compared with SARS-CoV-1. N Engl J Med 2020; 382:1564-1567. DOI: 10.1056/NEJMc2004973
· Neeltje van Doremalen, et al. Stability and Viability of SARS-CoV-2. N Engl J Med 2020; 382:1962-1966. DOI: 10.1056/NEJMc2007942
· J Kaiser, Can you catch COVID-19 from your neighbor's toilet? Science, doi:10.1126/science.abe6555
· T Yoneyama et al. Oral care and pneumonia. Lancet 354: 515 1999.
· J Patel, The role of oral bacteria in COVID-19. Lancet, VOLUME 1, ISSUE 3, E105, JULY 01, 2020
· I Hamming et al. Tissue distribution of ACE2 protein, the functional receptor for SARS coronavirus. J Pathol 203, 631 (2020).
· F Hikmet et al, The protein expression profile of ACE2 in human tissues. Mol Syst Biol. 16:e9610 (2020), https://doi.org/10.15252/msb.20209610
· W Zhang et al. Molecular and serological investigation of 2019-nCoV infected patients: implication of multiple shedding routes. Emerg Microbes Infect 2020 Feb 17;9(1):386-389. doi: 10.1080/22221751.2020.1729071. https://doi.org/10.1080/22221751.2020.1729071
· N Huang et al. SARS-CoV-2 infection of the oral cavity and saliva. Nature Medicine vol 27, 892-903 (2021).
· Song Tang et al. Aerosol transmission of SARS-CoV-2? Evidence, prevention and control. JAMA Int Med 144, 106039 (2020) doi: 10.1016/j.envint.2020.106039. Epub 2020 Aug 7.
【新型コロナ受容体と感染機構】
· Matsuyama S et al., Enhanced isolation of SARS-CoV-2 by TMPRSS2-expressing cells. Proc Natl Acad Sci U S A. 2020 Mar 31;117(13):7001-7003.
· K Tsukinoki, SARS-CoV-2 and Oral Cavity, 神奈川歯学 55-2, 141-148, 2020.
· Xu R et al. Potential diagnostic value and transmission of 2019-nCoV. Int J Oral Sci. 12: 11, 2020.
· Xu H et al. High expression of ACE2 receptor of 2019-nCoV on the epithelial cells of oral mucosa. Int J Oral Sci. 12: 1-5, 2020.
· Hamming I et al. Tissue distribution of ACE2 protein, the functional receptor for SARS coronavirus. A first step in understanding SARS pathogenesis. J Pathol. 203: 631-637, 2004.
· Matsuyama S et al. Protease-mediated enhancement of severe acute respiratory syndrome coronavirus infection. Proc Natl Acad Sci USA. 102: 12543-12547, 2005.
· Song H et al. Expression of ACE2, the SARS-CoV-2 receptor, and TMPRSS2 in prostate epithelial cells. Eur Urol. 78: 296-298, 2020.
· Kawase M et al. Simultaneous treatment of human bronchial epithelial cells with serine and cysteine protease inhibitors prevents severe acute respiratory syndrome coronavirus entry. J Virol. 86: 6537-6545, 2012.
· Hasan A et al. A review on the cleavage priming of the spike protein on coronavirus by angiotensin-converting enzyme-2 and furin. J Biomol Struct Dyn. 1-9, 2020.
· Bourgonje AR et al. Angiotensin-converting enzyme 2 (ACE2), SARS- CoV-2 and the pathophysiology of coronavirus disease 2019 (COVID-19). J Pathol. 2020.
· Darbani B, The expression and polymorphism of entry machinery for COVID-19 in human: juxtaposing population groups, gender, and different tissues. Int J Environ Res Public Heal. 17: 3433, 2020.
· Forner L et al. Incidence of bacteremia after chewing, tooth brushing and scaling in individuals with

periodontal inflammation. J Clin Periodontol. 33: 401-407, 2006.
· Li Y et al. Physiological and pathological regulation of ACE2, the SARS-CoV-2 receptor. Pharmacol Res. 157: 104833, 2020.
· Lu R et al. Genomic characterisation and epidemiology of 2019 novel coronavirus: implications for virus origins and receptor binding. Lancet. 395: 565-574, 2020.
· Wang W K et al. Detection of SARS-associated coronavirus in throat wash and saliva in early diagnosis. Emerg Infect Dis. 10: 1213-1219, 2004.
· Collin J et al. Co-expression of SARS-CoV-2 entry genes in the superficial adult human conjunctival, limbal and corneal epithelium suggests an additional route of entry via the ocular surface. Ocul Surf. 2021 Jan;19:190-200. doi: 10.1016/j.jtos.2020.05.013. Epub 2020 Jun 3.
· Tu Y-P et al. Swabs collected by patients or health care workers for SARS-CoV-2 testing. New Engl J Med 383: 494-496, 2020.
· Brann DH et al. Non-neural expression of SARS-CoV-2 entry genes in the olfactory epithelium suggests mechanisms underlying anosmia in COVID-19 patients. Sci Adv 2020 Jul 31;6(31):eabc5801. doi: 10.1126/sciadv.abc5801. Epub 2020 Jul 24.
· Hormia M et al. Marginal periodontium as a potential reservoir of human papillomavirus in oral mucosa. J Periodontol. 76: 358-363, 2005.
· Gebhard C, et al. Impact of sex and gender on COVID-19 outcomes in Europe. Biol Sex Differ. 11(1): 29, 2020.
· Carfi A et al. Persistent symptoms in patients after acute COVID-19. JAMA. 324(6): 603-605, 2020.
· Zhang W et al. Molecular and serological investigation of 2019-nCoV infected patients: implication of multiple shedding routes. Emerg Microbes Infect. 9: 386-389, 2020.
· Bourgonje AR, ACE2, SARS-CoV-2 and pathophysiology of COVID-19. J Pathol. 2020.
【PCR検査】
· COVID-19 Coronavirus Real Time PCR Kit. http://www.fda.gov/media/139279/download
· F Wu et al. A new coronavirus associated with human respiratory disease in China. Nature, 579, 265-269 (2020). doi: 10.1038/s41586-020-2008-3. Epub 2020 Feb 3.
· V M Corman, Detection of 2019 novel coronavirus by real-time RT-PCR. Euro Surveill 2020 Jan;25(3):2000045. doi: 10.2807/1560-7917.ES.2020.25.3.2000045.
· R Jaffa et al. Correlation Between 3790 Quantitative Polymerase Chain Reaction-Positives Samples and Positive Cell Cultures, Including 1941 Severe Acute Respiratory Syndrome Coronavirus 2 Isolates. Clin Infect Dis 2021 Jun 1;72(11):e921. doi: 10.1093/cid/ciaa1491.
【免疫力】
· Q Long et al, Antibody responses to SARS-CoV-2 in patients with COVID-19. Nature Med. 26, 845 (2020), https://www.nature.com/nm.
· J Juno et al, Humoral and circulating follicular helper T cell responses in recovered patients with COVID-19. Nature Medicine (13 July 2020), https://doi.org/10.1038/s41591-020-0995-0
· X Chi et al, A neutralizing human antibody binds to the N-terminal domain of the spike protein of SARS-CoV-2. Science, 22 Jun 2020. eabc6952 DOI: 10.1126/science.abc6952.
· F Ibarrondo et al, Rapid decay of anti-SARS-CoV-2 antibodies in persons with mild Covid-19. New Engl J Med, July 21, 2020. https://www.nejm.org/doi/full/10.1056/NEJMc2025179?query=C19&cid=DM95777_NEJM_Registered_Users_and_InActive&bid=234307007.
· M Netea et al, Defining trained immunity and its role in health and disease. Nature Rev Immunol, 20(6):375-388 (2020). https://doi.org/10.1038/s41577-020-0285-6.
· D Weiskopf, et al, Phenotype and kinetics of SARS-CoV-2-specific T cells in COVID-19 patients with acute respiratory distress syndrome. Science Immunol, 5, 2071 (2020).
· J Mateus et al, Selective and cross-reactive SARS-CoV-2 T cell epitopes in unexposed humans. Science 4 Aug 2020: eabd3871. DOI: 10.1126/science.abd3871
· L Loyal et al. Cross-reactive CD4+ T cells enhance SARS-CoV-2 immune responses upon infection and vaccination. ScienceVOL. 374, NO. 6564
【集団免疫】
· P Fine et al, Herd Immunity: A Rough Guide. Clin Infect Dis, 52, 911 (2011).
https://doi.org/10.1093/cid/cir007.
·Y Kamikubo, A Takahashi, Epidemiological Tools that Predict Partial Herd Immunity to SARS Coronavirus 2. medRxiv, https://doi.org/10.1101/2020.03.25.20043679.
· Kamikubo Y and Takahashi A, Paradoxical dynamics of SARS-CoV-2 by herd immunity and antibody-dependent enhancement. Cambridge Open Engage, Posted May 3, 2020. https://www.cambridge.org/engage/coe/article-details/5ead2b518d7bf7001951c5a5

· J Couzin-Frankel, Will COVID-19 change science? Past pandemics offer clues. Science 373, 264-265 (2021)
· Alba Grifoni, Targets of T Cell Responses to SARS-CoV-2 Coronavirus in Humans with COVID-19 Disease and Unexposed Individuals. Cell, 181:1489-1501 (2020)
· Loyal L et al. Cross-reactive CD4+ T cells enhance SARS-CoV-2 immune responses upon infection and vaccination. Science 2021 374(6564):eabh1823. doi: 10.1126/science.abh1823. Epub 2021 Oct 8.
· A Iwasaki et al, Why does Japan have so few cases of COVID - 19?, EMBO Mol Med (2020)12:e12481. https://doi.org/10.15252/emmm.202012481.https://web.sapmed.ac.jp/canmol/coronavirus/death
【変異株】
· Robson F et al. Coronavirus RNA Proofreading: Molecular Basis and Therapeutic Targeting. Mol. Cell. 2020;80:1136–1138.
· Eigen M. Selforganization of matter and the evolution of biological macromolecules. Naturwissenschaften. 1971;58:465–523.
· van Dorp L et al. No evidence for increased transmissibility from recurrent mutations in SARS-CoV-2. Nature Commun. 2020;11:5986.
· Korber B. et al. Tracking Changes in SARS-CoV-2 Spike: Evidence that D614G Increases Infectivity of the COVID-19 Virus. Cell. 2020;182:812–827
· K Kupferschmidt　Fast-spreading U.K. virus variant raises alarms Science. 2021 Jan 1; 371 (6524):9-10.
· D Kim et al, The architecture of SARS-COV2 transcriptome. Cell,181, 914 (2020).
· P Forster et al, Phylogenetic network analysis of SARS-CoV-2 genomes. Proc Natl Acad Sci, 117, 9241-9243 (2020). https://www.pnas.org/content/early/2020/04/07/2004999117.
【ワクチン】
· A Desmond, On the Shoulders of Giants:From Jenner's Cowpox to mRNA Covid Vaccines. New Engl J Med, 384:1081-1083 (2021)
· Joseph E et al. Antibody responses to the BNT162b2 mRNA vaccine in individuals previously infected with SARS-CoV-2. Nature Medicine 27, 981–984 (2021)
· Ahmed et al. Durability of mRNA-1273 vaccine–induced antibodies against SARS-CoV-2 variants. Science, 373, 1372-1377 (2021). bioRxiv 2021.09.30.462488; doi: https://doi.org/10.1101/2021.09.30.462488
· M Wadman, SARS-CoV-2 infection confers greater immunity than shots. Science, 373, 1067-1068, (2021) DOI: 10.1126/science.acx8993
· DP Fidler, Vaccine nationalism's politics. Science, 369, 749 (2020).
· L A Jackson et al. An mRNA Vaccine against SARS-CoV-2. New Eng J Med, 383:1920-31 (2020).DOI: 10.1056/NEJMoa2022483
U Sahin et al. COVID-19 vaccine BNT162b1 elicits human antibody and TH1 T cell responses. Nature 586, 594–599 (2020)
· Q Gao et al, Rapid development of an inactivated vaccine for SARS-CoV-2. Science, 369, 77-81 (2020). bioRxiv : https://doi.org/10.1101/2020.04.17.046375
· A Y Collier et al. Differential Kinetics of Immune Responses Elicited by Covid-19 Vaccines. New Engl J Med. October 15, 2021 DOI: 10.1056/NEJMc2115596
· S Gazit et al. Comparing SARS-CoV-2 natural immunity to vaccine-induced immunity: reinfections versus breakthrough infections. https://doi.org/10.1101/2021.08.24.21262415.
【副反応】
· T Hansen et al. First case of postmortem study in a patient vaccinated against SARS-CoV-2. Int. J. Infect. Diseases. 107. 172-175 (2021)
· D Spiegelhalter et al. Why most people who now die with Covid in England have had a vaccination. The Guardian, 2021/06/27.
· J Kahn, Covid Vaccines are killing people at a 79% higher rate than Covid-19 in the UK according to statistics. Daily Expose. JULY 20, 2021 https://t.co/LJe83omSdM
· CDC: 10,991 Dead, 551,172 Injuries Following COVID-19 Injections.
· H Jiang and Y F Mei, SARS-CoV-2 Spike Impairs DNA Damage Repair and Inhibits V(D)J Recombination In Vitro. Viruses 2021, 13,2056. https://doi.org/10.3390/ v13102056
https://www.youtube.com/watch?v=-79yp_xcYT0&t=2s
https://www.youtube.com/watch?v=231bieg9L74&t=5s
【厚労省副反応報告症例】
· https://t.co/OkeWwSRaDi
· https://ameblo.jp/salon-ym/entry-12683519303.html
【スパイクの血管毒性】
· Y Lei et al. SARS-CoV-2 Spike Protein Impairs Endothelial Function via Downregulation of ACE 2.

Circulation Research, 128:1323–1326 (2021).
・K Kupferschmidt, Vaccine link to serious clotting disorder firms up. Science, Vol 372, 220-221 (2021).
・Y J. Suzuki et al, SARS-CoV-2 spike protein-mediated cell signaling in lung vascular cells. Vascular Pharmacology 137. 106823 (2021).
・The novel coronavirus' spike protein plays additional key role in illness: Salk researchers and collaborators show how the protein damages cells, confirming COVID-19 as a primarily vascular disease.
・https://www.lifesitenews.com/news/vaccine-researcher-admits-big-mistake-says-spike-protein-is-dangerous-toxin
・https://omny.fm/shows/on-point-with-alex-pierson/new-peer-reviewed-study-on-covid-19-vaccines-sugge
・https://www.lifesitenews.com/news/vaccine-researcher-admits-big-mistake-says-spike-protein-is-dangerous-toxin.

【スパイクによる臓器障害】
・Can Li et al. Intravenous injection of COVID-19 mRNA vaccine can induce acute myopericarditis in mouse model. Clin Infect Dis. 2021 Aug 18;ciab707. doi: 10.1093/cid/ciab707.
・V G Puelles et al. Multiorgan and Renal Tropism of SARS-CoV-2. N Engl J Med. 383. 590-592 (2020). doi: 10.1056/NEJMc2011400.

【妊娠への影響】
・T Shimabukuro, Preliminary Findings of mRNA Covid-19 Vaccine Safety in Pregnant Persons. N Engl J Med 2021; 384:2273-2282. DOI: 10.1056/NEJMoa2104983
・L H Zauche et al. Receipt of mRNA Covid-19 Vaccines and Risk of Spontaneous Abortion. New Engl J Med 2021; 385:1533-1535.
・E O Kharbanda et al. Spontaneous Abortion Following COVID-19 Vaccination During Pregnancy. JAMA. 2021;326(16):1629-1631. doi:10.1001/jama.2021.15494.
・https://www.lifesitenews.com/news/vaccine-researcher-admits-big-mistake-says-spike-protein-is-dangerous-toxin
・https://omny.fm/shows/on-point-with-alex-pierson/new-peer-reviewed-study-on-covid-19-vaccines-sugge

【抗体依存性感染増強、ADE】
・Y Liu et al. An infectivity-enhancing site on the SARS-CoV-2 spike protein targeted by antibodies. Cell, 184, 3452-3466 (2021). e18. doi: 10.1016/j.cell.2021.05.032.
・W N. Voss et al. Antibody fucosylation predicts disease severity in secondary dengue infection. Science, 372, 1102-1105 (2021). doi: 10.1126/science.abc7303.
・Scott B Halstead et al. COVID-19 Vaccines: Should We Fear ADE? J. Inf Diseases, 222, 1946–1950 (2020) https://doi.org/10.1093/infdis/jiaa518
・H H Thorp, A dangerous rush for vaccines. Science, 369, 885 (2020).
・Y Wan et al, Molecular Mechanism for Antibody-Dependent Enhancement of Coronavirus Entry. J Virology, 2020 Feb 14;94(5), e02015-19. DOI: 10.1128/JVI.02015-19

【シェディングとエクソゾーム】
・S Bansal et al. Circulating Exosomes with COVID Spike Protein Are Induced by BNT162b2 (Pfizer-BioNTech) Vaccination prior to Development of Antibodies: A Novel Mechanism for Immune Activation by mRNA Vaccines. J Immunol 15, 2021, ji2100637; DOI: https://doi.org/10.4049/jimmunol.
・https://www.lifesitenews.com/news/vaccine-researcher-admits-big-mistake-says-spike-protein-is-dangerous-toxin
・https://omny.fm/shows/on-point-with-alex-pierson/new-peer-reviewed-study-on-covid-19-vaccines-sugge

【ワクチンの遺伝子毒性】
・Chandramouly G et al. Pol θ reverse transcribes RNA and promotes RNA-templated DNA repair. Sci. Adv. 7(24), eabf1771 (2021).
・Chandramouly G et al. Pol θ reverse transcribes RNA and promotes RNA-templated DNA repair. Sci. Adv. 7(24), eabf1771 (2021).
・H Jiang and YF Mei, SARS-CoV-2 Spike Impairs DNA Damage Repair and Inhibits V(D)J Recombination In Vitro. Viruses 2021, 13,2056. https://doi.org/10.3390/ v13102056

【予防治療法】
・D de Melo G et al. Attenuation of clinical and immunological outcomes during SARS-CoV-2 infection by ivermectin. EMBO Molecular Medicine, 25 Jun 2021, e14122.
・E Ohgitani et al. Rapid Inactivation In Vitro of SARS-CoV-2 in Saliva by Black Tea and Green Tea. Pathogens, https://www.mdpi.com/2076-0817/10/6/721
・E Ohgitani et al. Significant Inactivation of SARS-CoV-2 In Vitro by a Green Tea Catechin, a Catechin-Derivative, and Black Tea Galloylated Theaflavins. Molecules, 2021 Jun 11;26(12):3572. doi: 10.3390/ molecules26123572.
・https://pubmed.ncbi.nlm.nih.gov/34170074
・https://www.hc.u-tokyo.ac.jp/covid-19/treatment/
・https://www.mdpi.com/1420-3049/26/12/3572/htm

井上正康《いのうえまさやす》

大阪市立大学名誉教授（分子病態学）
現代適塾 塾長

1945年広島県生まれ。1974年岡山大学大学院修了（病理学）。インド・ペルシャ湾航路船医（感染症学）。熊本大学医学部助教授（生化学）。Albert Einstein医科大学客員准教授（内科学）。Tufts大学医学部客員教授（分子生理学）。大阪市立大学医学部教授（分子病態学）。2011年大阪市立大学名誉教授。宮城大学副学長等を歴任。現在、キリン堂ホールディングス取締役、現代適塾・塾長。腸内フローラ移植臨床研究会・FMTクリニック院長。おもな著書に『血管は揉むだけで若返る』（PHP研究所）、『新ミトコンドリア学』（共立出版）、『活性酸素と老化制御』（講談社）、『本当はこわくない新型コロナウイルス』『新型コロナがこわくなくなる本／松田学共著』（方丈社）ほか。

松田《まつだ》 学《まなぶ》

松田政策研究所代表　未来社会プロデューサー
元衆議院議員

1981年東京大学経済学部卒、同年大蔵省入省、西ドイツ留学、大蔵本省など霞が関では主として経済財政政策を担当、内閣審議官、財務本省課長、東京医科歯科大学教授等を経て、2010年国政進出のため財務省を退官、2012年衆議院議員、2015年東京大学大学院客員教授。松田政策研究所代表のほか、バサルト株式会社代表取締役社長、ジパングプロジェクト株式会社取締役会長、横浜市立大学客員教授、言論NPO監事、国家基本問題研究所客員研究員、政策科学学会副会長、その他、多数の役職に従事。おもな著書に『TPP興国論』（KKロングセラーズ）、『国力倍増論』『サイバーセキュリティと仮想通貨が日本を救う』（創藝社）、『いま知っておきたい「みらいのお金」の話』（アスコム）、『新型コロナがこわくなくなる本／井上正康共著』（方丈社）ほか。

装 丁　八田さつき
編集協力　若林邦秀
撮 影　落合星文
DTP　山口良二

新型《しんがた》コロナ騒動《そうどう》の正《ただ》しい終《お》わらせ方

2021年12月10日　第1版第1刷発行
2022年 1 月28日　第1版第3刷発行

著者　　井上正康　松田 学

発行人　宮下研一
発行所　株式会社方丈社
〒101-0051
東京都千代田区神田神保町1-32 星野ビル2階
tel.03-3518-2272 / fax.03-3518-2273
ホームページ https://hojosha.co.jp

印刷所　中央精版印刷株式会社

ISBN978-4-908925-87-0